Santosh Devi
Showkat Gurcoo

Hipoperfusão oculta após cirurgia cardíaca: marcadores e resultados

Santosh Devi
Showkat Gurcoo

Hipoperfusão oculta após cirurgia cardíaca: marcadores e resultados

ScienciaScripts

Imprint
Any brand names and product names mentioned in this book are subject to trademark, brand or patent protection and are trademarks or registered trademarks of their respective holders. The use of brand names, product names, common names, trade names, product descriptions etc. even without a particular marking in this work is in no way to be construed to mean that such names may be regarded as unrestricted in respect of trademark and brand protection legislation and could thus be used by anyone.

Cover image: www.ingimage.com

This book is a translation from the original published under ISBN 978-3-330-01188-5.

Publisher:
Sciencia Scripts
is a trademark of
Dodo Books Indian Ocean Ltd. and OmniScriptum S.R.L publishing group

120 High Road, East Finchley, London, N2 9ED, United Kingdom
Str. Armeneasca 28/1, office 1, Chisinau MD-2012, Republic of Moldova, Europe
Printed at: see last page
ISBN: 978-620-7-92148-5

Índice:

Introdução

As primeiras tentativas de operar o coração limitavam-se à reparação de feridas cardíacas. Estas tentativas falharam geralmente até que o cirurgião alemão Ludwig Rehn reparou uma ferida de facada no ventrículo direito em setembro de 1896. A primeira utilização bem sucedida da máquina de bypass cardiopulmonar de Gibbon em seres humanos, em 1953, foi um avanço monumental no tratamento cirúrgico de doenças cardíacas complexas. Durante a década seguinte, o rápido crescimento e a expansão das aplicações da cirurgia cardíaca, incluindo válvulas artificiais e cirurgia de revascularização do miocárdio, exigiram muito mais anestesiologistas familiarizados com estas técnicas especializadas. À medida que a cirurgia cardíaca evoluiu, o mesmo aconteceu com a monitorização e os cuidados perioperatórios dos doentes submetidos a cirurgia cardíaca. Dispositivos como o monitor de pressão atrial esquerda e a bomba de balão intra-aórtico ofereceram novos métodos para entender a fisiologia cardiopulmonar e tratar a insuficiência ventricular pós-operatória. [1]

O bypass cardiopulmonar (CEC) permite que o sangue contorne o coração e os pulmões, drenando em vez disso por gravidade das veias centrais através de um pulmão artificial (oxigenador) e de uma bomba externa que injecta sangue oxigenado à pressão arterial numa das grandes artérias. Assim, a CEC mantém o fluxo sanguíneo sistémico, a oxigenação e a ventilação durante os períodos de tempo em que (a) o coração está assistólico ou não está a ejetar um débito cardíaco normal e (b) os pulmões são incapazes de efetuar trocas gasosas fisiológicas devido a uma perfusão inadequada.[2]

As bombas, tubos, órgãos artificiais e sistemas de monitorização utilizados na CEC estão esquematizados na Figura 1. Em termos simples, o sangue venoso é intercetado quando retorna ao átrio direito e é desviado através da linha venosa do circuito de CEC para um reservatório venoso. A bomba arterial funciona como um coração artificial, retirando sangue do reservatório e impulsionando-o através de um permutador de calor, um pulmão artificial (o oxigenador) e um filtro de linha arterial antes de o devolver através da linha arterial ao sistema arterial do doente. São utilizadas bombas e componentes adicionais para ajudar na operação de gestão do sangue eliminado (bomba de sucção), descomprimir o coração (ventilação) e administrar a solução de cardioplegia. [3]

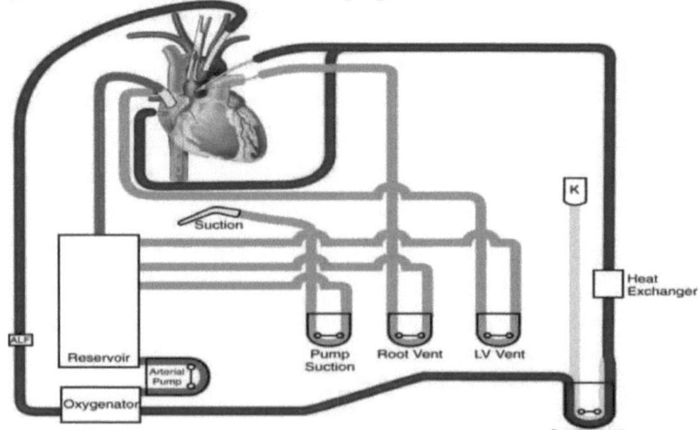

Figura 1. Um circuito típico de bypass cardiopulmonar.
(ALF, filtro de linha arterial; K, potássio; LV, ventrículo esquerdo).

Embora a CEC possa fornecer um débito cardíaco normal, existem várias diferenças importantes entre as circulações natural e artificial, incluindo fluxo não pulsátil, desvio da função endócrina do pulmão e trauma dos elementos sanguíneos. Durante a CEC, o débito cardíaco e a pressão arterial podem ser facilmente mantidos em valores "normais". No entanto, várias observações sugerem que a perfusão tecidual e o fornecimento de o2 podem ser prejudicados em graus variados durante a CEC. A função microcirculatória durante a CEC pode ser prejudicada pela constrição dos esfíncteres arteriolares pré-capilares (causada por catecolaminas, angiotensina, vasopressina, tromboxano e diminuição da libertação de óxido nítrico) com ou sem formação de shunts arteriolar-venular, aumento do volume de líquido intersticial (edema), diminuição da drenagem linfática, perda de fluxo pulsátil, lama nos capilares devido à hipotermia, alteração da deformabilidade dos glóbulos vermelhos, microagregação e adesão de leucócitos, plaquetas e fibrina ao endotélio relacionadas com a reação inflamatória sistémica e ativação por contacto, microêmbolos (gás, lípidos, agregados de leucócitos, plaquetas e fibrina e materiais estranhos), cuja principal fonte é a aspiração da cardiotomia.[4]

Os doentes submetidos a cirurgia cardíaca correm o risco de um fornecimento inadequado de oxigénio no período perioperatório devido à circulação extracorporal e a reservas cardiovasculares limitadas. Após a cirurgia cardíaca, a maioria dos doentes tem uma estadia curta na unidade de cuidados intensivos (UCI) e no hospital. No entanto, até 10% dos doentes necessitam de cuidados pós-operatórios prolongados, principalmente devido a disfunção orgânica ou falência de múltiplos órgãos.[5] Este facto aumenta a utilização dos recursos da UCI e do hospital e os custos dos cuidados de saúde. Embora as causas do prolongamento do internamento na UCI e no hospital sejam multifactoriais, os recursos cardiovasculares limitados e a resposta hemodinâmica inadequada ao stress cirúrgico pós-operatório demonstraram recentemente ser preditores independentes do prolongamento do internamento na UCI. O aumento dos níveis de fornecimento e consumo de oxigénio tem sido associado a melhores resultados e o conceito tem sido testado numa variedade de situações clínicas. [6]

A reanimação de doentes cirúrgicos tem sido tradicionalmente orientada pela normalização dos sinais vitais, como a pressão arterial, o débito urinário e a frequência cardíaca. Devido aos mecanismos compensatórios que mantêm um estado normotenso e normoxémico nas fases iniciais do choque, estes parâmetros podem não refletir a adequação da perfusão global.[7] O marcador ideal de uma reanimação adequada deve ser capaz de avaliar a resolução da hipoperfusão. A hipoperfusão tecidular é um desequilíbrio entre a procura de oxigénio e o fornecimento de oxigénio. A sua origem pode ser uma oxigenação sanguínea deficiente, um fornecimento de sangue, uma concentração de hemoglobina ou um desempenho anormal da hemoglobina. Foi proposto que a lesão de órgãos em doença crítica se deve a um fornecimento inadequado de oxigénio que não satisfaz as necessidades metabólicas. [8]
O desequilíbrio inflexível entre a procura e o fornecimento de oxigénio, ou seja, a hipoperfusão dos tecidos, é um iniciador da cascata de acontecimentos que conduzem à falência de múltiplos órgãos. A melhoria imediata deste estado de hipoperfusão é, por conseguinte, importante para evitar o risco subsequente de falência de múltiplos órgãos do sistema. Por conseguinte, a necessidade de uma ferramenta para avaliar com precisão a hipoperfusão é fundamental para reduzir a incidência de disfunção orgânica nestes doentes. A saturação venosa central de oxigénio (ScvO2) e o lactato indicam deficiências circulatórias e têm sido utilizados frequentemente para orientar melhor os clínicos no sentido de iniciar e otimizar o tratamento hemodinâmico precoce e determinar a resolução da hipoxia tecidular global (GTH). A saturação venosa mista de oxigénio (SvO2), a saturação venosa central de oxigénio (ScvO2) e o lactato sanguíneo têm sido considerados instrumentos de medição úteis

para avaliar o grau de hipoperfusão em doentes com diferentes processos patológicos. [9]

O lactato é um subproduto do metabolismo anaeróbio. Num estado estável normal, com recursos tecidulares e oxigenação adequados, é possível extrair mais energia celular por via aeróbia através do ciclo do ácido cítrico e da cadeia de transporte de electrões. Neste caso, as células convertem o piruvato em acetil-CoA através da descarboxilação oxidativa.[10]

Pyruvate + NAD$^+$ + CoA → Acetyl CoA + CO2 + NADH

Em contrapartida, quando o corpo sofre uma perfusão inadequada dos tecidos, submete-se ao metabolismo anaeróbico para criar alguma energia, mesmo que em pequena quantidade. Neste caso, o piruvato é metabolizado em lactato, gerando menos ATP (2 vs. 36) do que através do mecanismo aeróbico normal, como mostra a **Figura 2.**

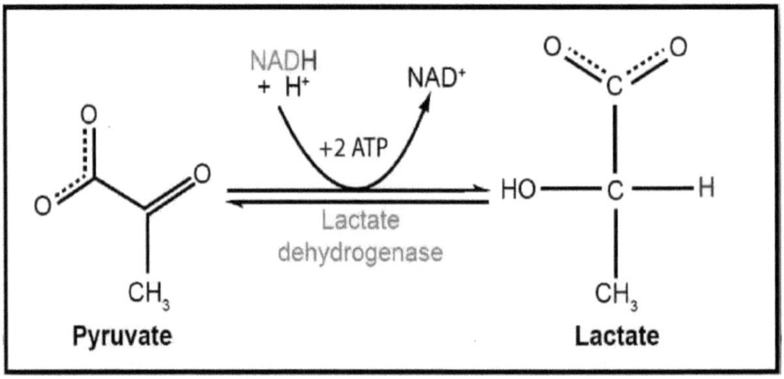

Figura 2: Metabolismo anaeróbio e produção de lactato.

A produção de lactato ocorre em todos os tecidos, nomeadamente no músculo esquelético, no cérebro, nos glóbulos vermelhos e nos rins. Mesmo na fase inicial, em condições normais e saudáveis, ricas em oxigénio, este processo ocorre em certa medida. O lactato em seres humanos normais é eliminado muito rapidamente a uma taxa de até 320 mmol/L/h, principalmente pelo metabolismo hepático e pela reconversão do lactato em piruvato. Esta ação mantém os níveis "basais" de lactato abaixo de 1 mmol/L, tanto no sangue arterial como no sangue venoso. [10]

Em estados de hipoperfusão global, a produção de lactato excede a sua taxa de metabolismo e os níveis de lactato no sangue aumentam. A elevação do lactato sanguíneo tem sido fortemente correlacionada com a mortalidade em muitos tipos de choque.[7]

A hiperlactatemia (HL) é um marcador bem reconhecido de insuficiência circulatória, e a sua gravidade tem sido associada à mortalidade em diferentes condições clínicas. Após cirurgia cardíaca, a hiperlactatemia é relativamente comum e está associada à morbidade e mortalidade. Durante a cirurgia cardíaca com circulação extracorpórea (CEC) em pacientes adultos, a hiperlactatemia é detetável em uma taxa considerável (10% a 20%) e está associada à morbidade e mortalidade pós-operatória. [12] Atualmente, a natureza da hiperlactatemia durante e após as operações cardíacas não está totalmente esclarecida, mas a maioria dos autores tende a atribuir este achado a uma hipoxia tecidular (HL tipo A), embora a HL tipo B (sem hipoxia tecidular) tenha sido defendida em alguns casos. Os principais factores que conduzem a uma possível disóxia orgânica durante a CEC são o grau de hemodiluição e um baixo débito periférico de oxigénio (DO2). Existe um conjunto consistente de informações que sugerem que, durante a CEC, pode ocorrer um padrão não reconhecido de fornecimento de oxigénio periférico criticamente diminuído e que, como resultado desta condição de falha circulatória, surge a produção de lactato. De facto, o conceito de DO2 crítica baseia-se no pressuposto de que, quando um doente é perfundido abaixo do valor crítico, o consumo de oxigénio (vo2) torna-se dependente da DO2 e a produção de energia é parcialmente fornecida pela glicólise anaeróbia. Como resultado, a produção de lactato aumenta e a HL segue o seu curso. [13]

Tem-se verificado que, na população de cirurgia cardíaca, níveis de lactato > 3 mmol/L no período pós-operatório precoce estão associados a um maior risco de morbilidade e mortalidade. Por conseguinte, o reconhecimento precoce e a correção da hipoxia tecidular global podem ser benéficos. [8] Em vez de pensar no lactato apenas como um subproduto de uma perfusão sanguínea inadequada, pode ser útil considerar o lactato como um marcador de um metabolismo celular tenso.

A utilização bem sucedida da saturação venosa central de oxigénio (ScvO2) como objetivo hemodinâmico no tratamento da sépsis precoce levou ao interesse na utilização deste parâmetro em doentes cirúrgicos. A saturação venosa central de oxigénio (ScvO2) obtida a partir da veia cava superior, um substituto bem estabelecido da saturação venosa mista de oxigénio (SvO2), reflecte o equilíbrio entre a oferta e a procura de oxigénio. Estudos anteriores demonstraram que a diferença entre a ScvO2 e a SvO2 é consistentemente de cerca de 5% numa vasta gama de condições cardiorrespiratórias, tanto em animais como em seres humanos. [8]

A saturação venosa mista de oxigénio (svo2) é a saturação de oxigénio na artéria pulmonar do sangue venoso misto. A medição da saturação venosa mista de oxigénio (SvO2) requer um cateter da artéria pulmonar porque o sangue da artéria pulmonar é considerado uma mistura de sangue venoso de todos os tecidos do corpo. A saturação de oxigénio da hemoglobina no sangue venoso misto (artéria pulmonar) pode ser utilizada para avaliar o equilíbrio entre o fornecimento sistémico de oxigénio e a absorção sistémica de oxigénio. A medição é normalmente efectuada numa amostra de sangue colhida de um cateter PA ou de um cateter PA especializado, capaz de efetuar uma medição contínua in vivo da SvO2 no sangue da artéria pulmonar. O intervalo normal da SvO2 é de 65% a 75%. Uma diminuição da saturação venosa mista de oxigénio (SvO2) <70% indica que o fornecimento sistémico de O2 está comprometido. Uma diminuição da SvO2 para 50% indica um estado global de disóxia tecidular ou uma disóxia iminente. [14]

A saturação venosa central de oxigénio (Scvo2) é a saturação de oxigénio do sangue venoso na veia cava superior. A medição da saturação venosa central de oxigénio (ScvO2) requer a colocação de um cateter venoso central de modo a que a ponta fique na veia cava superior. As leituras podem ser efectuadas de forma intermitente por amostragem de sangue e co-oximetria, ou de forma contínua com um cateter espetrofotométrico.[15] A saturação venosa central de oxigénio (ScvO2) reflecte o equilíbrio entre a oferta e a procura de oxigénio. A ScvO2 diminui de forma compensatória quando o fornecimento de oxigénio diminui devido a um baixo débito cardíaco, hemoglobina ou saturação arterial de oxigénio, ou quando a procura de oxigénio aumenta devido a febre, tremores, agitação ou um estado hipercatabólico. Quando este processo compensatório é ultrapassado, pode ocorrer hipoxia tecidular global e acidose láctica, com ou sem sinais clínicos de hipoperfusão.[8] . Estudos experimentais demonstraram que as alterações na ScvO2 reflectem de perto os distúrbios circulatórios durante períodos de hipoxia, hemorragia e subsequente reanimação.[16] A importância prognóstica das reduções da ScvO2 para menos de 65% foi demonstrada no trauma[17] , na sépsis grave[18] , no enfarte do miocárdio[19] e na insuficiência cardíaca[20] . Existem apenas dados limitados que descrevem os valores da ScvO2 no período perioperatório.[21]   A fisiologia dos distúrbios da ScvO2 é complexa. O valor da ScvO2 é determinado por alterações no fornecimento e consumo de oxigénio, estando ambos sujeitos a uma variação considerável durante o período perioperatório.

Foi demonstrado que a SvO2 e a ScvO2 reflectem eficazmente as deficiências circulatórias. A utilidade da ScvO2 em vez da SvO2 continua a ser debatida, no entanto, a ScvO2 demonstrou estar clinicamente correlacionada com a SvO2 medida concomitantemente. Além disso, possui o atributo atraente de não exigir a colocação de um cateter de PA mais invasivo. Embora não sejam numericamente equivalentes, os intervalos de valores são patologicamente equivalentes. [8,9,22]

A Figura 3 ilustra as variáveis que afectam a saturação de oxigénio venoso central ou misto.

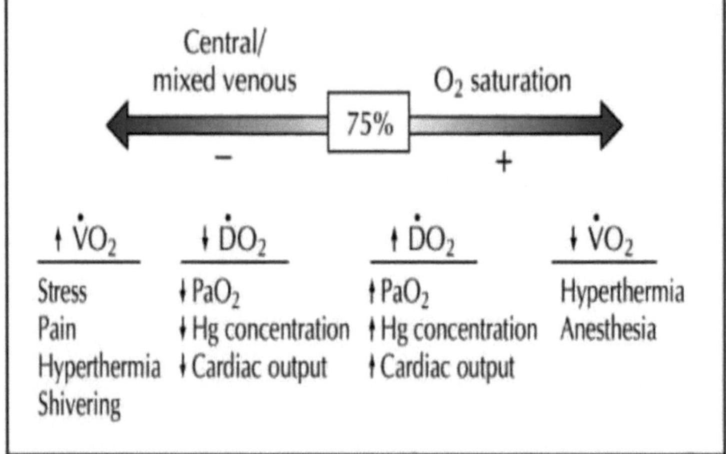

Figura 3: Variáveis que afectam a saturação de oxigénio venoso central/misto.
(Vo2: consumo de oxigénio no sistema, Do2: fornecimento de oxigénio no sistema)
A medição da saturação venosa mista de oxigénio (SvO2) requer

colocação de um cateter na artéria pulmonar, o que pode não ser viável na reanimação ou em doentes pediátricos. No entanto, o acesso venoso central pode ser obtido tanto na UCI como fora dela, o que torna a monitorização da saturação venosa central de oxigénio (ScvO2) um substituto mais conveniente da saturação venosa mista de oxigénio (SvO2). A capacidade de detetar hipoxia tecidular oculta numa fase precoce dos cuidados prestados ao doente pode trazer benefícios em termos de resultados. [22]

Tendo estes factos em consideração, realizámos este estudo para determinar a ocorrência de hipoperfusão oculta após cirurgia cardíaca, definida pela combinação de baixa saturação venosa central de oxigénio (ScvO2) e níveis elevados de lactato, e para determinar a associação entre hipoperfusão oculta pós-operatória e os resultados após cirurgia cardíaca.

Capítulo 1

Revisão da literatura

Jan Bakkar et al.[23] **(1991)**, no seu estudo, examinaram as medições do débito cardíaco, variáveis derivadas do oxigénio e níveis de lactato no sangue em 48 doentes com choque sético documentado. Não houve diferenças significativas no DO2 entre sobreviventes e não sobreviventes no início do choque sético ou na fase final do choque sético. Os sobreviventes apresentaram níveis de lactato sanguíneo significativamente mais baixos, tanto no início como na fase final do choque sético. Apenas os sobreviventes tiveram uma diminuição significativa nos níveis de lactato sanguíneo durante o curso do choque sético. Concluíram que as variáveis derivadas do oxigénio, DO2 e VO2, não podem ser utilizadas como indicadores de prognóstico no choque sético humano. Em contrapartida, os níveis de lactato sanguíneo estão intimamente relacionados com a sobrevivência final do choque sético. Além disso, observaram que a diminuição dos níveis de lactato sanguíneo durante o curso do choque sético poderia indicar um resultado favorável e que os níveis de lactato sanguíneo podem servir como um guia clínico fiável para a terapia.

William C. Shoemaker et al.[24] **(1992)**, numa série clínica, mediram o consumo de oxigénio (VO2) antes, durante e imediatamente após a cirurgia em 253 doentes cirúrgicos de alto risco, calcularam o défice de O2 e relacionaram-no com o desenvolvimento subsequente de falência de órgãos, sépsis e coagulação intravascular disseminada (CID). Observaram que a magnitude e a duração do défice de oxigénio eram maiores nos não sobreviventes, ligeiramente menores nos sobreviventes com falência de órgãos e menores nos sobreviventes sem falência de órgãos. Numa segunda série que fazia parte de um estudo em curso, 56 doentes cirúrgicos de alto risco foram aleatorizados antes da cirurgia em dois grupos - grupo de controlo (29 doentes) e grupo de protocolo (27 doentes). Os doentes do grupo de controlo foram mantidos com valores hemodinâmicos e de transporte de oxigénio normais. Os doentes do grupo de protocolo foram mantidos com valores supranormais de índice cardíaco (IC) >4,5 L/min/m^2 , fornecimento de oxigénio >170 ml/min/m^2 . Observaram que, quando o défice de oxigénio era minimizado e prontamente corrigido através da otimização das compensações fisiológicas, a falência de órgãos e a mortalidade eram reduzidas.

Rousti et al.[25] **(1992)** estudaram prospectivamente as contribuições relativas do fornecimento de oxigénio (DO2) e da extração de oxigénio (O2ER) para o aumento do consumo de oxigénio celular (VO2) após o bypass cardiopulmonar. Verificaram que os doentes com uma unidade de cuidados intensivos prolongada (>24 h) tinham um índice cardíaco mais baixo e uma SpO2 mais baixa do que os outros doentes. As concentrações médias de lactato no sangue arterial permaneceram moderadamente elevadas durante as 24 horas do estudo. Os pacientes que tiveram um curso de UTI além de 24 h na admissão tiveram um índice cardíaco mais baixo e uma SvO2 mais baixa do que os pacientes que receberam alta dentro de 24 h. Os níveis de lactato no sangue na admissão, no entanto, foram semelhantes nos dois subgrupos de pacientes. Eles relataram que o aumento progressivo do VO2, após a cirurgia cardíaca, é realizado principalmente por um aumento do débito cardíaco e do DO2. É geralmente quando a função cardíaca está comprometida que a O2ER aumenta e a SvO2 diminui.

Niinikoski J et al.[26] **(1993)** efectuaram um estudo para medir a perfusão e a oxigenação visceral e periférica durante e imediatamente após a cirurgia cardíaca. Estudaram os parâmetros hemodinâmicos, os gases sanguíneos, a temperatura central, a perfusão dos tecidos viscerais e periféricos e a oxigenação em oito doentes submetidos a cirurgia de revascularização do miocárdio e no período pós-operatório imediato noutro grupo de dez doentes submetidos a cirurgia de revascularização do miocárdio. Verificaram que a perfusão visceral dos pacientes é bem mantida durante a circulação extracorpórea, enquanto, ao mesmo tempo, esses pacientes desenvolvem hipoperfusão e hipóxia dos tecidos periféricos. Após o fechamento das feridas, o pH intramucoso gástrico, o índice de pO2 transcutâneo (pO2 transcutâneo /paO2) e outras variáveis de perfusão tecidual periférica estavam nos valores mais baixos, indicando hipotermia residual iminente e hipoperfusão tecidual após o reaquecimento. Verificaram que, durante as primeiras horas na UTI, tanto as variáveis de oxigenação e perfusão visceral quanto periférica refletiam hipoperfusão dos tecidos, coincidindo com o período mais vulnerável a desastres hemodinâmicos e arritmias cardíacas.

Marin H. Kollef et al.[27] **(1995)** estudaram as características associadas à mortalidade e ao desenvolvimento de disfunção multiorgânica em pacientes submetidos à cirurgia cardíaca e que necessitaram de ventilação mecânica prolongada, ou seja, >48 h. O desenvolvimento de um índice de falência de órgãos (IOS) igual ou superior a 3 foi a única caraterística independentemente associada à mortalidade na UTI (p<0,001). Os autores relataram que a ocorrência de uma infeção resistente a antibióticos, um tempo de pinçamento aórtico igual ou superior a 1,25 h, o desenvolvimento de pneumonia associada à ventilação mecânica e um escore APACHE III igual ou superior a 30 foram independentemente associados ao desenvolvimento de um OSFI igual ou superior a 3. Na sua análise, confirmaram que a disfunção multiorgânica adquirida é o melhor preditor de mortalidade em doentes que necessitam de ventilação mecânica prolongada após cirurgia cardíaca.

Rady et al.[28] **(1996)** realizaram um estudo para descrever as respostas simultâneas da pressão arterial sistólica (PAS), da pressão arterial diastólica (PAD), da pressão arterial média (PAM), da frequência cardíaca (FC), do índice de choque (SI=HR/SBP), da saturação da hemoglobina do oxigénio venoso central (ScvO2) e da concentração de lactato no sangue arterial à reanimação de 36 doentes em estado crítico no departamento de emergência (DE). Mediram os sinais vitais imediatamente à chegada ao SU (fase 1), após a reanimação inicial e a estabilização (fase 2). A ScvO2 e o Lactato foram medidos e foi administrada terapia adicional no ED para aumentar a ScvO2 para >65% e diminuir o Lactato para <2 mmol/L, se necessário (fase 3). Foram medidos a PAS, PAD, PAM, FC, SI, ScvO2 e Lactato. A ressuscitação inicial aumentou a PAS (mas não afetou a PAD), a FC ou o SI da fase 1 para a fase 2. A ScvO2 permaneceu <65% e/ou o Lactato >2,0 mmol/L em 31 dos 36 pacientes na fase 2, e foi necessária terapia adicional. O lactato foi reduzido e a ScvO2 foi aumentada sem alterações adicionais significativas na PAS, PAD, PAM, FC ou SI na fase 3. A mortalidade intra-hospitalar foi de 14% para este grupo de pacientes. Concluíram que é necessária uma terapêutica adicional na maioria dos doentes em estado crítico para restabelecer uma oxigenação sistémica adequada após a reanimação inicial e a estabilização hemodinâmica e que a medição da ScvO2 e do Lactato pode ser utilizada para orientar esta fase de terapêutica adicional no Serviço de Urgência.

Raymond F et al.[29] **(1997)** efectuaram um estudo com o objetivo de descrever, caraterizar e identificar as associações da acidose láctica pós-cirurgia cardíaca que ocorre na ausência de evidência clínica de hipoperfusão tecidular. Doze pacientes que desenvolveram uma acidose láctica inexplicável após cirurgia cardíaca foram incluídos no estudo. As variáveis hemodinâmicas, de transporte e consumo de oxigénio, bem como as concentrações de gases no sangue arterial e de lactato, foram avaliadas de 6 em 6 horas durante 24 horas após a cirurgia. Comparado com o restante dos pacientes, este subgrupo apresentou maior duração da circulação extracorpórea (116±31 v 76±31 min, p < .01), maior hipotermia intra-operatória (24,9 ± 2,0 graus v 26,6 ± 2,3 graus C, p < .01), necessidade mais frequente de vasopressores e maior frequência de hiperglicemia. Observaram que as variáveis hemodinâmicas, incluindo o índice cardíaco, eram notavelmente semelhantes nos grupos acidótico e não acidótico. A vasodilatação sistémica e a redução da extração de oxigénio parecem ser características desta doença, que tem um excelente prognóstico.

Polonen et al.[6] **(2000)** realizaram um ensaio para testar se o aumento do fornecimento de oxigénio imediatamente após a cirurgia cardíaca reduziria o tempo de internamento no hospital e na unidade de cuidados intensivos (UCI). Os doentes foram distribuídos aleatoriamente entre o grupo de controlo e o grupo de protocolo. Os objectivos do grupo de protocolo eram manter a Svo2>70% e a concentração de lactato <2,0 mmol/L desde a admissão na UCI e até 8 horas depois. Foram registados os parâmetros hemodinâmicos, os dados relativos ao transporte de oxigénio e as disfunções orgânicas. A mediana da permanência no hospital foi mais curta no grupo do protocolo (6 *v* 7 dias) e os doentes tiveram alta mais rapidamente do que os do grupo de controlo. A alta da UCI foi semelhante entre os grupos. A morbilidade foi menos frequente no momento da alta hospitalar no grupo do protocolo (1,1% *v* 6,1). Concluíram que a terapia, visando Svo2 >70% e concentração de lactato < 2 mmol/L imediatamente após a cirurgia cardíaca, melhora o resultado, como a redução da permanência hospitalar.

Jean-Michel Maillet et al.[30] **(2003)** realizaram um estudo para determinar as respectivas frequências, factores de risco e resultados de nenhuma hiperlactatemia (NHL), hiperlactatemia imediata (IHL) ou hiperlactatemia tardia (LHL) após cirurgia cardíaca. Eles mediram os níveis de gás no sangue arterial e as concentrações de lactato na admissão na UTI, 4 horas após a cirurgia, entre 6 e 16 horas após a cirurgia e no dia 1. Sessenta e sete pacientes (20,6%) apresentaram LHI na admissão na UTI, e 56 pacientes (17,2%) adquiriram LHL durante a permanência na UTI. A mortalidade na UTI foi de 1,5% para NHL, 3,6% para LHL e 14,9% para os grupos IHL (p < 0,0001). Eles descobriram que os três grupos diferiram significativamente para cirurgia eletiva, tipo de operação, duração da CEC, pressão arterial média intra-operatória e uso de vasopressor intra e pós-operatório. Os fatores de risco independentes para DIH foram cirurgia não eletiva, tempo de CEC e uso de vasopressor no intra-operatório. A hiperglicemia e a terapêutica com epinefrina foram identificadas como factores de risco pós-operatório para LHB. O estudo demonstrou que a DIH previu com maior precisão a mortalidade na UTI do que a DIH. Concluíram que a hiperlactatemia é comum após a cirurgia cardíaca. Um limiar de lactato de 3mmol/L na admissão na UTI é capaz de identificar uma população em risco de morbidade e mortalidade após cirurgia cardíaca.

Meregalli et al.[7] **(2004)** realizaram um estudo para examinar se os níveis seriados de lactato sanguíneo poderiam ser usados como preditores de resultados. Estudaram prospectivamente 44 pacientes adultos consecutivos admitidos numa unidade de cuidados intensivos (UCI) geral após cirurgia não cardíaca de alto risco. Os níveis de lactato no sangue dos sobreviventes diminuíram significativamente com o tempo, mas os níveis permaneceram estáveis no grupo dos não sobreviventes. Uma diferença significativa nas concentrações de lactato foi observada após 12 horas. A permanência na UTI e no hospital foi maior para os não sobreviventes. A hipótese afirma que os pacientes sem sinais de choque clínico podem ainda estar hipoperfundidos e correm o risco de complicações. Os níveis de lactato na admissão e após 12 horas separaram os sobreviventes dos não sobreviventes. Além disso, a hiperlactatémia persistente apresentada pelos não sobreviventes às 48 horas está correlacionada com um mau resultado clínico, de acordo com observações anteriores. Concluíram que o lactato era significativamente superior a qualquer variável metabólica ou hemodinâmica como fator de previsão de mortalidade ou morbidade na admissão na UCI.

Pearse et al.[15] **(2005)** efectuaram um estudo prospetivo observacional para estudar o padrão das alterações da ScvO2 após uma cirurgia geral de grande porte e a sua relação com os resultados. A ScvO2 e outros dados bioquímicos, fisiológicos e demográficos foram medidos prospectivamente durante 8 horas após uma cirurgia de grande porte. Complicações e mortes ocorridas dentro de 28 dias após a inscrição foram incluídas na análise de dados. O valor mais baixo do índice cardíaco, o valor mais baixo da ScvO2 e a pontuação P-POSSUM foram independentemente associados a complicações pós-operatórias. O valor de corte ideal da ScvO2 para a previsão de morbilidade foi de 64,4%. Na primeira hora após a cirurgia, foram observadas reduções significativas na ScvO2, mas não houve alterações significativas no IC ou no índice de fornecimento de oxigénio durante o mesmo período. Observaram que ocorrem flutuações significativas na ScvO2 no período pós-operatório imediato e que essas flutuações nem sempre estão associadas a alterações no fornecimento de oxigénio, sugerindo que o consumo de oxigénio também é um determinante importante da ScvO2. As reduções na ScvO2 foram independentemente associadas a complicações pós-operatórias.

Michael H. Dueck et al.[31] **(2005)** realizaram um ensaio clínico prospetivo que comparou os valores individuais de saturação de oxigénio, bem como a tendência dos valores no sangue da veia cava superior (ScvO2), da aurícula direita (SraO2) e da artéria pulmonar (SvO2) durante situações hemodinâmicas variáveis. O seu estudo incluiu 70 pacientes programados para serem submetidos a operações neurocirúrgicas electivas na posição sentada. A saturação de oxigénio foi medida fotoespectrometricamente em amostras de sangue colhidas simultaneamente em quatro momentos diferentes durante as posições supina e sentada. As correlações entre as alterações de SvO2 e ScvO2, bem como de SvO2 e SraO2, foram interpretadas como clinicamente aceitáveis. Concluíram que os valores numéricos exactos de ScvO2 e SraO2 não são equivalentes aos de SvO2 em condições hemodinâmicas variáveis. No entanto, para fins clínicos, a tendência da ScvO2 pode ser substituída pela tendência da SvO2.

Ranucci et al.[13] **(2006)** realizaram um estudo para determinar quais os factores relacionados com a perfusão que podem ser responsáveis pela hiperlactatemia (>3mmol/L), no que diz respeito especificamente à hemodiluição e ao fornecimento de oxigénio, e para verificar o impacto clínico da hiperlactatemia durante o bypass cardiopulmonar em termos de morbilidade pós-operatória e taxa de mortalidade. Durante a circulação extracorpórea, foram realizadas análises seriadas de gasometria arterial com determinação de lactato e glicose sanguíneos. Os factores independentemente associados à hiperlactatemia foram o valor da creatinina sérica pré-operatória, a presença de endocardite ativa, a duração do bypass cardiopulmonar, o débito de oxigénio mais baixo durante o bypass cardiopulmonar e o nível máximo de glicose no sangue. Relataram que a hiperlactatemia durante o bypass cardiopulmonar permaneceu significativamente associada a um aumento da morbilidade, relacionada principalmente com uma síndrome de baixo débito cardíaco pós-operatório, mas não com a mortalidade e parece estar relacionada principalmente com uma condição de fornecimento insuficiente de oxigénio.

Collaborative Study Group on Perioperative ScvO2 Monitoring[32] **(2006)** efectuou um ensaio multicêntrico para avaliar a associação entre a ScvO2 peri e pós-operatória e os resultados em doentes cirúrgicos de alto risco. Participaram três grandes hospitais universitários europeus (dois na Finlândia e um na Suíça). Em 60 pacientes com cirurgia intra-abdominal com duração superior a 90 minutos, presença de pelo menos dois dos critérios de Shoemaker e classe ASA superior a 2, a ScvO2 foi determinada no pré-operatório e em intervalos de duas horas durante a operação até às 12 horas de pós-operatório. O tempo de internamento hospitalar (LOS), a mortalidade e as complicações pós-operatórias predefinidas foram registados. O tempo de internação hospitalar foi de 10,5 (8 a 14) dias, e a mortalidade hospitalar em 28 dias foi de 10,0%. A ScvO2 pré-operatória diminuiu de 77% ± 10% para 70% ± 11% ($p < 0,001$) imediatamente após a cirurgia e permaneceu inalterada 12 horas depois. Um total de 67 complicações pós-operatórias foram registadas em 32 pacientes. Após análise multivariada, o valor médio da ScvO2, o tempo de internação hospitalar e o SAPS II foram independentemente associados a complicações pós-operatórias. O valor ótimo da ScvO2 média para discriminar entre os doentes que desenvolveram ou não complicações foi de 73% (sensibilidade de 72%, especificidade de 61%). No seu estudo, concluíram que uma ScvO2 baixa no perioperatório está relacionada com um maior risco de complicações pós-operatórias em cirurgias de alto risco.

Van Beest et al.[33] **(2008)** realizaram um estudo prospetivo observacional multicêntrico para verificar a incidência de baixa saturação venosa de oxigénio na admissão à unidade de cuidados intensivos em três hospitais holandeses. Determinaram a pressão venosa central (PVC), o hematócrito, o pH, o lactato e a ScvO2 ou SvO2 num grupo heterogéneo de doentes em estado crítico, logo após a admissão nas unidades de cuidados intensivos (UCI). O valor médio de SvO2 foi > 65% e o valor médio de ScvO2 foi > 70%. Com uma CVP média de 10,3 ± 5,5 mmHg, níveis plasmáticos de lactato de 3,6 ± 3,6 e pontuações (APACHE II) de 21,5 ± 8,3, a mortalidade intra-hospitalar da população heterogénea total foi de 32,0%. Um subgrupo de doentes sépticos ($n = 125$) apresentou uma CVP de 9,8 ± 5,4 mmHg, valores médios de ScvO2 de 74,0 ± 10,2%, em que apenas 1% deste subgrupo revelou um valor de ScvO2 < 50%, e níveis plasmáticos de lactato de 2,7 ± 2,2 mmol/l com pontuações APACHE II de 20,9 ± 7,3. A mortalidade hospitalar deste subgrupo foi de 26%. Os autores concluíram que a incidência de valores baixos de ScvO2 em doentes críticos admitidos de forma aguda é baixa nos Países Baixos
UTIs. Isto é especialmente verdade para os doentes com sépsis/choque sético.

Alessandro Di Filippo et al.[34] **(2009)** realizaram um estudo prospetivo e não controlado para avaliar o papel prognóstico da monitorização da ScvO2 durante as primeiras 24 horas em doentes afectados por lesões cerebrais graves após traumatismos graves. Registaram os piores valores de lactato e ScvO2 nas primeiras 24 horas após o trauma, o tempo de permanência na UCI e a mortalidade aos 28 dias. Os pacientes que faleceram em 28 dias apresentaram maior idade (53 ± 16,6 v 43,8 ± 19,6, P = 0,043), ISS core (39,3 ± 14 v 30,3 ± 10,1, P < 0,001), escore AIS para cabeça/pescoço (4,5 ± 0,7 v 3,4 ± 1,2, P = 0,001), escore SAPS II (51,3 ± 14,1 v 42,5 ± 15, P = 0.014), escore Marshall (3,5 ± 0,7 v 2,3 ± 0,7, P < 0,001) e concentração de lactato arterial (3,3 ± 1,8 v 6,7 ± 4,2, P < 0,001), do que os pacientes sobreviventes, enquanto a ScvO2 foi significativamente menor (66,7% ± 11,9 v 70,1% ± 8,9 v, respetivamente; P = 0,046). Os pacientes com valores de ScvO2 < 65% também apresentaram maior taxa de mortalidade em 28 dias (31,3% v 13,5%, P = 0,034), tempo de permanência na UTI (28,5 ± 15,2 vs 16,6 ± 13,8, P < 0,001) e tempo total de permanência no hospital (45,1 ± 20,8 vs 33,2 ± 24, P = 0,046) do que os pacientes com ScvO2 > 65%. Concluíram que o valor de ScvO2 inferior a 65%, medido nas primeiras 24 horas após a admissão em pacientes com trauma grave e traumatismo craniano, foi associado a maior mortalidade e hospitalização prolongada.

Nanda et al.[35] **2009** efectuaram um ensaio para estudar a importância do lactato como marcador de prognóstico em doentes com choque sético e síndrome de dificuldade respiratória aguda. O estudo foi realizado em 50 doentes críticos de choque sético com síndrome de dificuldade respiratória aguda entre o grupo etário dos 20-60 anos e 50 controlos. O lactato plasmático e os electrólitos séricos foram determinados nos controlos e nos doentes. A análise de gases no sangue arterial para pO_2, pCO_2 e pH foi efectuada nos doentes. O excesso de base arterial e o anion gap foram calculados e o lactato foi correlacionado com o excesso de base, o anion gap e o pCO_2 a um nível de significância de 5%. Foram observados nos doentes valores mais elevados de lactato, excesso de base arterial negativo, anion gap elevado, pO2 baixa e pCO2 elevada. O lactato foi positivamente correlacionado com o pCO2 e o anion gap e negativamente com a pO2 e o excesso de base entre os doentes. O aumento da hiperlactatemia com a progressão do choque sético com síndrome de dificuldade respiratória aguda pode sugerir que o lactato pode ser utilizado como marcador de prognóstico não invasivo ou como guia para a reanimação.

Jones et al.[36] (2010) realizaram um estudo para testar a hipótese de não inferioridade entre a depuração do lactato e a saturação venosa central de oxigénio (ScvO2) como objectivos da ressuscitação precoce da sépsis. Este estudo multicêntrico e aleatório incluiu pacientes com sepse grave e evidência de hipoperfusão ou choque sético que foram admitidos no departamento de emergência. Os pacientes foram distribuídos aleatoriamente em 1 de 2 protocolos de ressuscitação. O grupo da ScvO2 foi reanimado para normalizar a pressão venosa central, a pressão arterial média e a ScvO2 em pelo menos 70%; e o grupo da depuração do lactato foi reanimado para normalizar a pressão venosa central, a pressão arterial média e a depuração do lactato em pelo menos 10%. O protocolo do estudo foi continuado até que todas as metas fossem atingidas ou por até 6 horas. O resultado primário foi a taxa de mortalidade intra-hospitalar absoluta; o limiar de não inferioridade foi fixado numa depuração do lactato igual a -10%. Não houve diferenças nos eventos adversos relacionados ao tratamento entre os grupos. Concluíram que, entre os pacientes com choque sético que foram tratados para normalizar a pressão venosa central e a pressão arterial média, o tratamento adicional para normalizar a depuração do lactato, em comparação com o tratamento para normalizar a ScvO2, não resultou numa mortalidade intra-hospitalar significativamente diferente.

Ranucci et al.[37] (2010) realizaram uma análise retrospetiva de 256 doentes pediátricos (com menos de 6 anos) submetidos a cirurgia cardíaca com monitorização contínua da saturação venosa central de oxigénio e medição em série do lactato sanguíneo. O objetivo do seu estudo era explorar a hipótese de que a saturação venosa central de oxigénio mais baixa e o valor de pico de lactato durante a circulação extracorporal, utilizados isoladamente ou em combinação, podem ser preditivos de morbilidade e mortalidade importantes em cirurgia cardíaca pediátrica. O pico de lactato estava significativamente aumentado quando a saturação venosa central de oxigénio nadir era < 68%. Tanto a saturação venosa central nadir de oxigénio como o pico de lactato durante o bypass cardiopulmonar foram independentemente associados a morbilidade e mortalidade maiores, com a mesma precisão para a morbilidade maior e uma maior precisão do pico de lactato para a mortalidade. Um índice combinado (saturação venosa central de oxigénio < 68% e lactato de pico > 3mmol/L) forneceu a maior sensibilidade e especificidade para morbilidade major, com um valor preditivo positivo de 89%. Concluíram que a combinação de uma monitorização contínua da saturação venosa central de oxigénio e medições seriadas do lactato sanguíneo durante o bypass cardiopulmonar pode oferecer um índice preditivo de morbilidade grave após operações cardíacas em doentes pediátricos. O seu estudo gera a hipótese de que as estratégias destinadas a preservar o fornecimento de oxigénio durante o bypass cardiopulmonar podem reduzir a ocorrência de valores baixos de saturação venosa central de oxigénio e níveis elevados de lactato.

Hu et al.[9] (2012) realizaram um estudo observacional prospetivo para avaliar a associação entre a saturação venosa central de oxigénio (ScvO2) e o lactato arterial no pós-operatório e os resultados após cirurgia cardíaca. A ScvO2 pós-operatória e o lactato arterial foram obtidos à chegada à unidade de cuidados intensivos (UCI). A ScvO2 e o lactato foram obtidos novamente 8 e 24 horas, respetivamente, após a admissão na UTI. A ScvO2 na admissão na UTI correlacionou-se negativamente com o lactato pós-operatório de 24 horas, que foi um forte preditor do tempo de ventilação mecânica, do total de complicações e do tempo de internação na UTI e no hospital ($p < 0,001$ para todas as comparações). Na admissão na UTI, 19 pacientes (32%) apresentaram hipoperfusão oculta. Os pacientes com GTH grave tiveram maior tempo de internação na UTI e uma tendência a maior tempo de ventilação mecânica e número de complicações por paciente em comparação com aqueles sem GTH. Eles concluíram que a incidência de GTH é alta após cirurgia cardíaca. A ScvO2 e o lactato pós-operatórios podem ser medidas valiosas para identificar pacientes com hipoperfusão oculta e, subsequentemente, orientar a otimização hemodinâmica para afetar positivamente os resultados pós-operatórios em pacientes após cirurgia cardíaca.

Ran Xu et al.[8] **(2013)** realizaram um estudo observacional de coorte prospetivo para avaliar o impacto de uma via de tratamento de OH na morbilidade e no tempo de internamento (LOS) após cirurgia de bypass coronário e cirurgia valvular. Após a implementação de uma via de tratamento para OH, definida por ScvO2 < 70% e lactato > 2 mmol/L com PA sistólica > 90 mmHg. O tratamento inicial incluiu ressuscitação volêmica e/ou transfusão de sangue, seguido de intervenções adicionais quando a ScvO2 permaneceu < 70%. O lactato de repetição foi obtido 18 horas após a cirurgia. Os desfechos primários foram tempo de permanência na UTI, tempo de permanência no hospital e complicações. Comparando 53 doentes tratados pela via de OH com 21 controlos históricos, a mediana do tempo de internamento na UCI foi de 40,4 vs 49,2 horas (p = 0,122), a mediana do tempo de internamento no hospital foi de 9,2 vs 11,0 dias (p = 0,0093), a taxa de readmissão na UCI foi de 7,5% vs 28,6% (p = 0,026) e a taxa de complicações foi de 26,4% vs 47,6% (p = 0,101). O lactato de repetição foi verificado 18 horas após a cirurgia em 47 dos 53 pacientes. Comparando 33 pacientes com lactato de repetição na meta (< 2 mmol/L) com 14 pacientes que não estavam na meta, a mediana de tempo de internação na UTI foi de 35,3 v 68,4 horas (p = 0,061), a mediana de tempo de internação hospitalar foi de 8,9 v 11,2 dias (p = 0,058), a mediana do tempo de ventilação mecânica (LOMV) foi de 13,3 v 28,4 horas (p = 0,0038) e a taxa de complicações foi de 15,2% v 50,0% (p = 0,025). Concluíram que uma via de rastreio e tratamento de OH após cirurgia cardiovascular foi associada a um tempo de internamento significativamente mais curto e a uma taxa de readmissão na UCI mais baixa.

Capítulo 2

Finalidades e objectivos

Os objectivos do estudo foram os seguintes:

1. Estudar a ocorrência de hipoperfusão oculta após cirurgia cardíaca, determinada pela combinação de baixa saturação venosa central de oxigénio (ScvO2) e níveis elevados de lactato.
2. Determinar a associação entre a hipoperfusão oculta no pós-operatório e os resultados (duração da ventilação mecânica, duração do internamento na UCI, duração do internamento hospitalar e número de complicações) após cirurgia cardíaca.

Capítulo 3

Materiais e métodos

Este estudo prospetivo e observacional foi realizado no departamento de Anestesiologia e UTI Cirúrgica Cardíaca do Sher-I-Kashmir Institute of Medical Sciences, Soura, durante um período de dois anos. Antes do início do estudo, foi obtida a aprovação do nosso comité de ética local. Foi obtido um consentimento informado por escrito adequado de todos os pacientes incluídos no estudo.

O estudo incluiu 100 pacientes submetidos a diferentes cirurgias cardíacas sob circulação extracorpórea.

CRITÉRIOS DE INCLUSÃO:

- Pacientes submetidos a cirurgia cardíaca com CEC hipotérmica.
- Ecografia para medição da fração de ejeção realizada nas 6 semanas anteriores à cirurgia com fração de ejeção > 45%.
- Linha central de triplo lúmen na veia jugular interna (VJI) confirmada por radiografia do tórax.
- Estado ASA II e III.

CRITÉRIOS DE EXCLUSÃO:

- Cirurgia sem bomba.
- Paragem cardíaca intra-operatória.
- Presença de cateter de PA.
- Presença de dispositivo de assistência ventricular.
- Presença de choque cardiogénico/parada antes da cirurgia.
- Doentes em tratamento com vasopressores antes da cirurgia.
- Doentes em ventilação mecânica antes da cirurgia.
- Sr.creatinina >1,5mg/dl bilirrubina total >1,2mg/dl, contagem de leucócitos >12.000/mm^3 e contagem de plaquetas <1.000.000/mm^3 antes da cirurgia.
- Hipotensão refractária no intra-operatório e no pós-operatório.

A técnica anestésica e os medicamentos foram semelhantes em todos os doentes. A anestesia foi induzida com uma combinação de tiopentona sódica (5mg/kg), citrato de fentanilo (3-5^g/kg), brometo de vecurónio (0,08-0,1mg/kg). Todos os doentes foram ventilados mecanicamente após a intubação. A anestesia foi mantida com uma combinação de o2 (50%) em N2O, isoflurano 0,8-1,3%. O brometo de vecurónio foi utilizado para relaxamento muscular e o citrato de fentanilo (1 ^g/kg/hr) foi utilizado para efeitos de analgesia. A monitorização intra-operatória foi efectuada com ECG, cateter da artéria radial para monitorização invasiva da PA, cateter de triplo lúmen da veia jugular interna (VJI) para medição da PVC e administração de fluidos/medicamentos, cateter de Foley para medição do débito urinário e sonda nasofaríngea para medição da temperatura corporal. A esternotomia mediana/toracotomia padrão e a canulação da aorta/átrio direito foram realizadas para a CEC. A CEC com heparinização sistémica (300U/Kg suplementada com bólus adicionais para manter o tempo de coagulação ativado >350 segs), fluxo da bomba de 45 a 55 ml/kg/min, hipotermia sistémica moderada (28^0 c e 30^0 c) e cardioplegia intermitente de sangue frio foi utilizada em todos os doentes. Os pacientes foram retirados da CEC quando a temperatura nasofaríngea atingiu 37^0 C. Após o término da CEC e a retirada das cânulas, a heparina foi revertida com protamina na proporção de 1,5:1. A pressão arterial adequada foi mantida durante a CEC para manter uma boa perfusão (em adultos normais PAM> 50mmHg, em adultos com hipertensão, doença arterial coronariana e idade avançada PAM>60mmHg). A hipotensão foi controlada com fluidos i.v., sangue e vasopressores.

O tempo de CEC intra-operatório e o tempo de pinçamento aórtico foram anotados para cada paciente. Todos os pacientes foram admitidos no pós-operatório na unidade de terapia intensiva cardiocirúrgica e cada paciente recebeu cuidados pós-operatórios padrão, conforme especificado pelas equipes de saúde responsáveis pelo tratamento.

A monitorização nas primeiras 24 horas de pós-operatório na UTI Cardiocirúrgica foi feita da seguinte forma:

- Frequência cardíaca (FC)
- Pressão arterial média (PAM)
- Pressão venosa central (CVP)
- saturação de oxigénio (SPO2)
- Saída de urina.

As amostras de sangue pós-operatório para a medição da saturação venosa central de oxigénio (ScvO2) e do lactato foram obtidas à chegada à UCI de Cirurgia Cardíaca e 24 horas após a admissão na UCI de Cirurgia Cardíaca. As medições da saturação venosa central de oxigénio (ScvO2) foram efectuadas em amostras de sangue colhidas do cateter venoso central por co-oximetria (ponta do cateter confirmada na veia cava superior através de radiografia do tórax).

Para a medição do lactato, foram colhidas amostras arteriais em tubos de flúor. O lactato foi medido num analisador semi-automatizado (Beckman Coulter série AU460) utilizando ensaios enzimáticos.

Os resultados foram interpretados como: Hipoperfusão oculta, hipóxia tecidular global moderada e hipóxia tecidular global grave.

A hipoperfusão oculta foi definida como hipoxia tecidular global moderada a grave (GTH) com pressão arterial média (PAM) >65 mmHg, pressão venosa central >8 mmHg e débito urinário >0,5 ml/kg/h.

A hipóxia tecidual global moderada (GTH) foi definida como saturação venosa central (ScvO2) <70% e lactato >2 a<4mmol/L.

A hipóxia tecidual global grave (GTH) foi definida como saturação venosa central (ScvO2) <70% e lactato >4 mmol/L.

Os pacientes não receberam alta da UTI Cardiocirúrgica se algum dos seguintes itens estivesse presente:

- Saturação de oxigénio da hemoglobina inferior a 90% em respiração espontânea com fração inspirada de oxigénio (FiO2)> 0,4.
- Frequência respiratória superior a 30 por minuto ou necessidade de ventilação mecânica.
- Nível de creatinina sérica superior a 1,35mg/dl.
- Débito de urina inferior a 800 ml por 24 horas
- Infusão de um agente vasoativo/inotrópico, dopamina ou dobutamina, superior a 2

mcg/kg/ min.

- Necessidade de monitorizar ou tratar as disritmias recentemente adquiridas.

Foram recolhidas variáveis clínicas para determinar o Multiple Organ Dysfunction Score (MODS) nos dias 1, 2 e 7.

A duração da ventilação mecânica, o tempo de permanência na UTI e o tempo de permanência no hospital foram examinados. A mortalidade hospitalar e as complicações pós-operatórias foram revistas e incluídas na análise dos dados.

As complicações pós-operatórias incluíram o desenvolvimento de
1. Disfunção ou insuficiência renal definida como um aumento da creatinina sérica >0,5mg/dl acima do seu valor pré-operatório, aumento da creatinina sérica >50% acima do seu valor pré-operatório, uma creatinina sérica >2mg/dl ou necessidade de diálise;
2. Ventilação prolongada definida como ventilação>48 horas,
3. Choque cardiogénico, paragem cardíaca,
4. Desenvolvimento da síndrome de dificuldade respiratória aguda,
5. Sepsis ou infeção.

ANÁLISE DE DADOS:

Todas as variáveis contínuas do estudo foram apresentadas em termos de estatísticas descritivas, como a média e o desvio-padrão, e as variáveis categóricas em termos de frequência e percentagem.

Para analisar os dados estatísticos, foram utilizados os testes estatísticos padrão, como o teste t independente de Student, a análise de medidas repetidas e o teste do qui-quadrado.

Todos os resultados obtidos foram discutidos com um nível de significância de 5%, ou seja, um valor de p <0,005, considerado significativo.

Além disso, foram utilizados os gráficos estatísticos adequados para representar os dados.

O software estatístico SPSS V20 foi utilizado para a análise.

Capítulo 4

Observações

Este estudo observacional prospetivo foi realizado no departamento de Anestesiologia e na UCI de Cirurgia Cardíaca do Sher-I-Kashmir Institute of
Medical Sciences, Soura, durante um período de dois anos, de outubro de 2012 a setembro de 2014, para estudar a ocorrência de hipoperfusão oculta após cirurgia cardíaca, determinada pela combinação de níveis baixos de saturação venosa central de oxigénio ($ScvO_2 < 70\%$)) e níveis elevados de lactato (>2mmol/L) e para determinar a associação entre hipoperfusão oculta e o resultado após cirurgia cardíaca. O estudo incluiu 100 pacientes submetidos a diferentes cirurgias cardíacas com uso de circulação extracorpórea.

Os seguintes dados foram recolhidos e analisados estatisticamente:

1. Idade, género e peso.
2. Tipo de cirurgia.
3. Tempo de CEC intra-operatório e tempo de pinçamento aórtico.
4. Perda de sangue intra-operatória.
5. Parâmetros hemodinâmicos pós-operatórios, saturação de oxigénio e débito urinário.
6. Amostras de sangue pós-operatórias para a medição da saturação venosa central de oxigénio ($ScvO_2$) e do lactato obtidas à chegada à UCI e 24 horas após a admissão na UCI.
7. Variáveis clínicas necessárias para determinar o Multiple Organ Dysfunction Score (MODS) nos dias 1, 2 e 7 após a cirurgia.
8. A duração da ventilação mecânica, o tempo de permanência na UCI e o tempo de permanência no hospital foram examinados para avaliar a extensão dos recursos de cuidados de saúde consumidos.
9. A mortalidade intra-hospitalar e a evolução das complicações pós-operatórias foram revistas e incluídas na análise dos dados.

As complicações pós-operatórias incluíram o desenvolvimento de disfunção ou insuficiência renal definida como um aumento da creatinina sérica >0,5mg/dl acima do seu valor pré-operatório, um aumento da creatinina sérica >50% acima do seu valor pré-operatório, uma creatinina sérica >2mg/dl ou necessidade de diálise; ventilação prolongada definida como ventilação >48 horas, choque cardiogénico, paragem cardíaca ou desenvolvimento de síndrome de dificuldade respiratória aguda, sépsis ou infeção. Todas as complicações foram definidas antes do início do ensaio e foram diagnosticadas e tratadas por pessoal não ligado à investigação.

Tabela 1: Distribuição etária (anos)

Idade em anos	N.º de doentes (n)	Percentagem (%)
<20	10	10.0
20-30	27	27.0
30-40	36	36.0
40-50	23	23.0

>50	4	4.0
TOTAL	100	100

A idade média foi de 34,61 ± 9,47 anos (expressa em média ± desvio-padrão). A maioria dos doentes tinha idades compreendidas entre os 20 e os 50 anos, com o número máximo a pertencer ao grupo etário dos 30-40 anos (36%). Os doentes com menos de 20 anos constituíam 10% da população do estudo e apenas 4% dos doentes tinham mais de 50 anos.

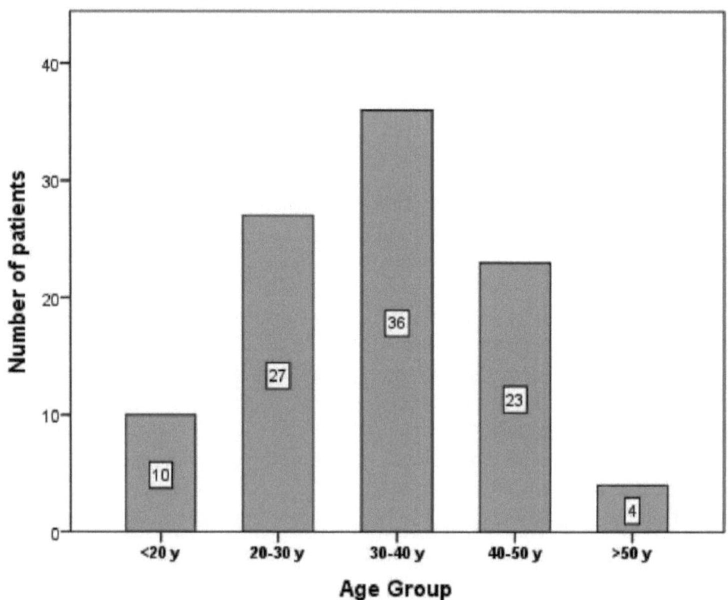

Gráfico 1: Gráfico de barras representando a idade média (anos)

Quadro 2: Distribuição dos doentes por género

Género	N.º de doentes (n)	Percentagem (%)
Homens	46	46
Mulheres	54	54
Total	100	100

Dos 100 doentes incluídos no nosso estudo, 46 (46%) eram do sexo masculino e 54 (54%) do sexo feminino.

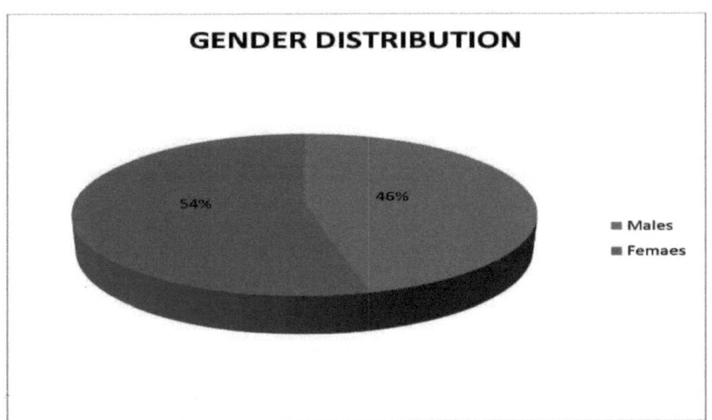

Gráfico 2: Diagrama de pizza representando a distribuição dos doentes por género.

Tabela 3: Tabela que mostra o tipo de cirurgia nos pacientes

Tipo de cirurgia	N.º de doentes (n)	Percentagem (%)
Cirurgia das válvulas	63	63.0
Reparação de ASD	31	31.0
Cirurgia de tumores intracardíacos	6	6.0
Total	100	100.0

Sessenta e três pacientes foram submetidos a cirurgia valvar, trinta e um pacientes foram submetidos a correção de CIA e seis pacientes foram submetidos a cirurgia para tumores intracardíacos.

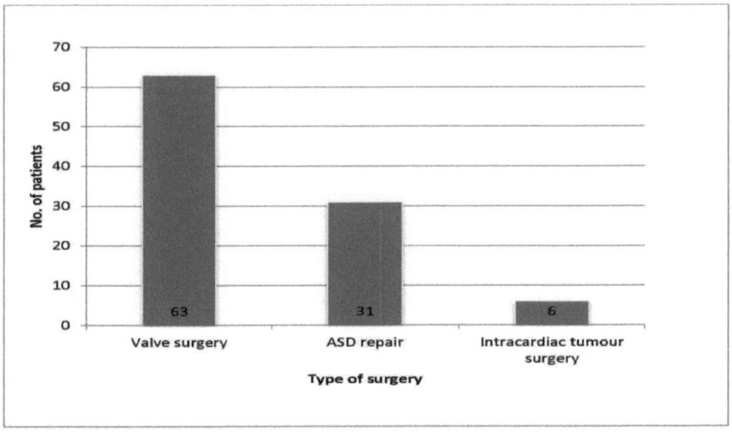

Gráfico 3: Gráfico de barras mostrando o tipo de cirurgia em diferentes pacientes

Tabela 4: Mostrando a incidência de Hipoperfusão Oculta na chegada à UTI definida pelo uso combinado de lactato (>2mmols/L) e ScvO2 (<70%).

	Sem hipoperfusão oculta	Hipoperfusão oculta
N.º de doentes (n)	63	37
Percentagem (%)	63	37

A hipoperfusão oculta estava presente em 37 pacientes e não havia hipoperfusão oculta em 63 pacientes na chegada à UTI Cardiocirúrgica.

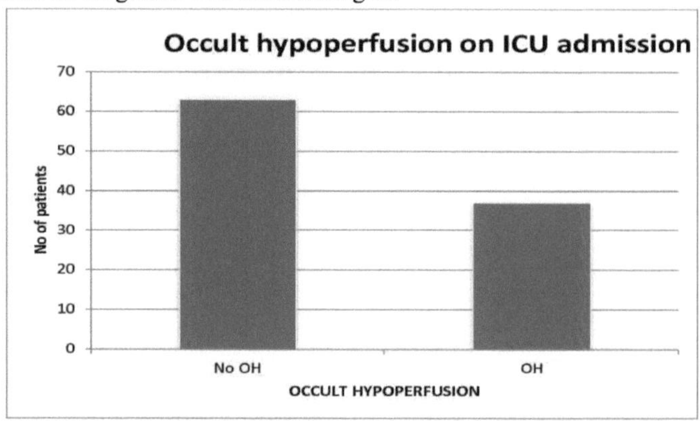

Gráfico 4: Gráfico de barras mostrando a incidência de hipoperfusão oculta na admissão na UTI.

Tabela 5: Tabela que mostra o lactato médio (mmol/L) e a saturação venosa central média de oxigénio (%) à chegada à UCI e 24 horas depois.

TEMPO (hr)	Lactato (mmol/L) (Média ± DP)	ScvO2(%) (Média ± DP)
0	2.42±1.42	68.55±4.76
24	1.68±1.79	71.23±2.70

O lactato médio à chegada à UCI (ou seja, às 0 horas) e às 24 horas foi de 2,42±1,42 e 1,68±1,79 mmol/L, respetivamente.

A ScvO2 média à chegada à UCI (ou seja, às 0 horas) e às 24 horas foi de 68,55±4,76 e 71±2,70 %, respetivamente.

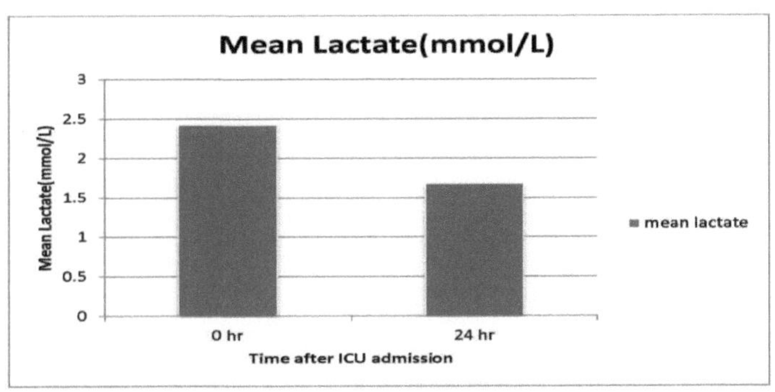

Gráfico 5: Gráfico de barras mostrando o lactato médio (mmol/L) na chegada à UTI e 24 horas depois

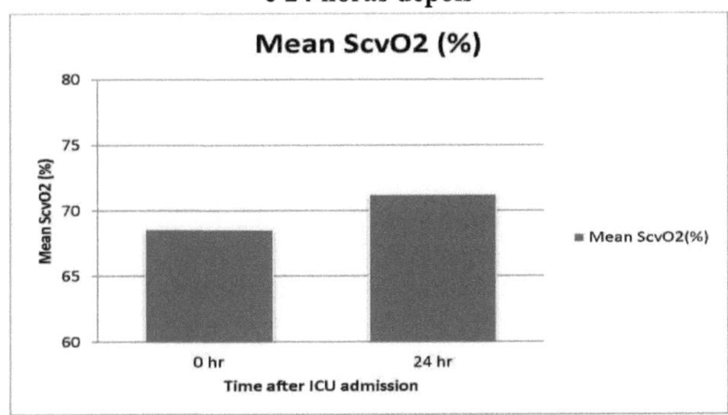

Gráfico 5(a): Gráfico de barras que mostra a saturação venosa central média de oxigénio à chegada à UCI e 24 horas depois.

Tabela 6: Tabela que mostra a comparação do lactato médio (mmol/L) entre pacientes com hipoperfusão oculta (OH) e pacientes sem hipoperfusão oculta (NO OH) na chegada à UTI.

Tempo (hr)	Os doentes sem OH		Doentes com OH		Valor P	Significado
	Média lactato	±SD	Média lactato	±SD		
O	1.63	0.32	3.77	1.54	<0.001	HS
24	1.33	0.37	2.26	0.95	<0.001	HS

O lactato médio nos doentes com hipoperfusão oculta à chegada à UCI e às 24 horas foi de 3,77±1,54 e 2,26±0,95 mmol/L, respetivamente. O lactato médio em doentes sem hipoperfusão oculta às 0 horas e às 24 horas foi de 1,63±0,32 e 1,33±0,37 mmol/L, respetivamente. A diferença foi estatisticamente significativa (p<0,001).

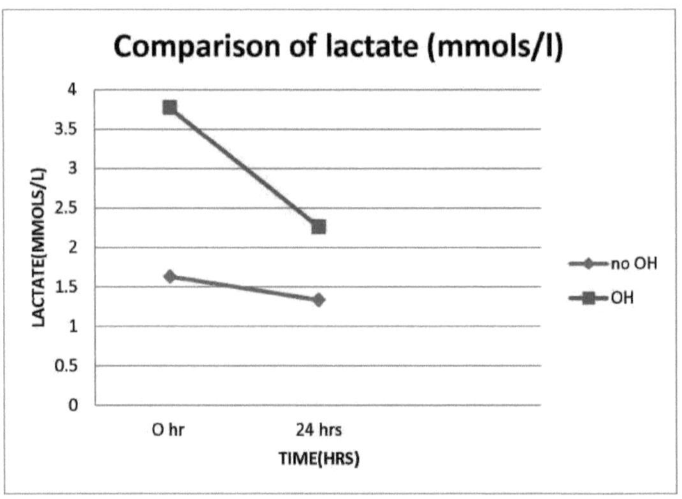

Gráfico 6: Diagrama de linhas mostrando a comparação do lactato médio (mmol/L) entre pacientes com hipoperfusão oculta (OH) e pacientes sem hipoperfusão oculta (NO OH) na chegada à UTI

Tabela 7: Tabela que mostra a comparação da ScvO2 média (%) entre os doentes com hipoperfusão oculta (OH) e os doentes sem hipoperfusão oculta (NO OH) à chegada à UCI

Tempo (hr)	ScvO2 em doentes sem OH		Pacientes com ScvO2 OH	em com	Valor P	Significado
	MédiaSD ScvO2		Média ScvO2	SD		
O	71.57	1.71	63.40	3.76	<0.001	HS
24	72.28	1.36	69.43	3.41	<0.001	HS

A ScvO2 média foi significativamente mais baixa nos doentes com hipoperfusão oculta às 0 e às 24 horas, em comparação com os doentes sem hipoperfusão oculta (63,40±3,76 v 71,57±1,71 % às 0 horas e 69,43±3,41 v 72,28±1,36 % às 24 horas, p<0,001)

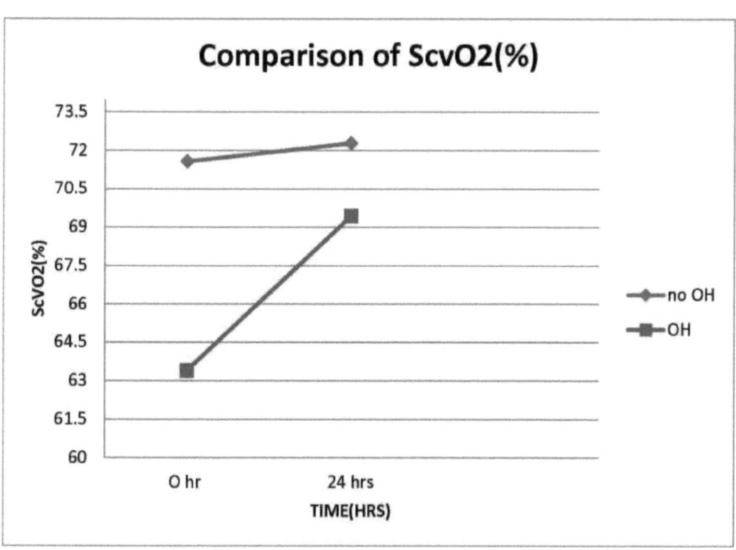

Gráfico 7: Diagrama de linhas mostrando a comparação da ScvO2 média (%) entre pacientes com hipoperfusão oculta (OH) e pacientes sem hipoperfusão oculta (NO OH) na chegada à UTI

Tabela 8: Tabela que mostra a frequência cardíaca média (batimentos/min) nas primeiras 24 horas após a admissão na UCI.

TEMPO (hr)	FC MÉDIA (bpm)	±SD
0	85.56	9.03
4	84.58	6.32
8	84.58	6.32
12	82.63	6.33
16	82.63	6.33
20	81.01	6.16
24	79.98	4.82

A FC média (bpm) às 0 horas (ou seja, na admissão na UCI), 4 horas, 8 horas, 12 horas, 16 horas, 20 horas e 24 horas após a admissão na UCI foi de 85,56 ± 9,03, 84,58 ± 6,32, 84,58 ± 6,32, 82,63 ± 6,33, 82,63 ± 6,33, 81,01 ± 6,16 e 79,98 ± 4,82, respetivamente.

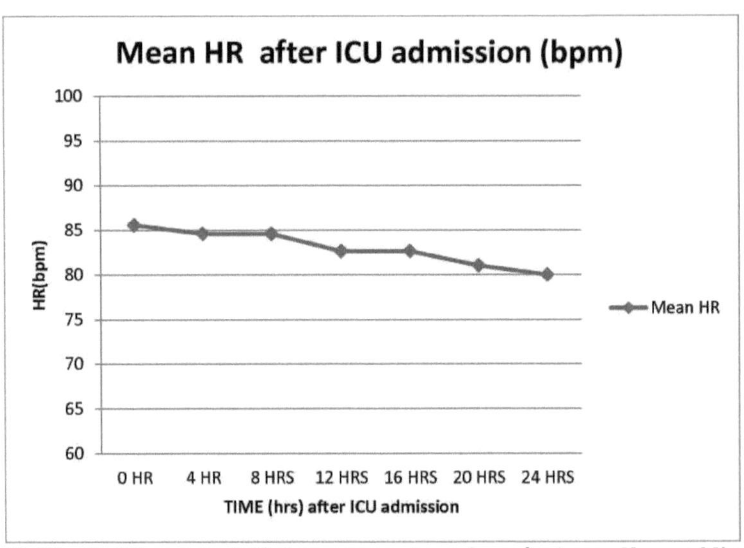

**Gráfico 8: Diagrama de linhas que mostra a frequência cardíaca média (batimentos/min) nas primeiras 24
horas após a admissão na UCI**

Tabela 9: Tabela que mostra a comparação da frequência cardíaca média (batimentos/min) entre pacientes com hipoperfusão oculta (OH) e pacientes sem hipoperfusão oculta (Sem OH) na admissão na UTI

| | FC em doentes | | HR em doentes com | | | |
| Tempo | sem OH | | OH | | | |
(hr)	Média RH	SD	FC média	SD	Valor P	significado
0	85.01	8.99	86.48	9.14	0.434	NS
4	84.55	5.85	84.62	7.13	0.960	NS
8	84.55	5.85	84.62	7.13	0.960	NS
12	82.60	6.052	82.67	6.87	0.956	NS
16	82.60	6.052	82.67	6.87	0.956	NS
20	80.85	6.09	81.27	6.35	0.780	NS

24	79.87	5.06	80.16	4.45	0.799	NS

A frequência cardíaca média (bpm) entre os doentes com e sem hipoperfusão oculta às 0 horas, 4 horas, 8 horas, 12 horas, 16 horas, 20 horas e 24 horas foi de 86,48±9,14 v85,01±8,99, 84,62±7,13v 84,55±5,85, 84,62±7,13 v 84.55±84,55, 82,67±6,87 v82,60±6,052, 82,67±6,87 v 82,60±6,052, 81,27±6,35 v 80,85±6,09 e 80,16±4,45 v 79,87±5,06, respetivamente, e a diferença foi estatisticamente insignificante (p>0,05).

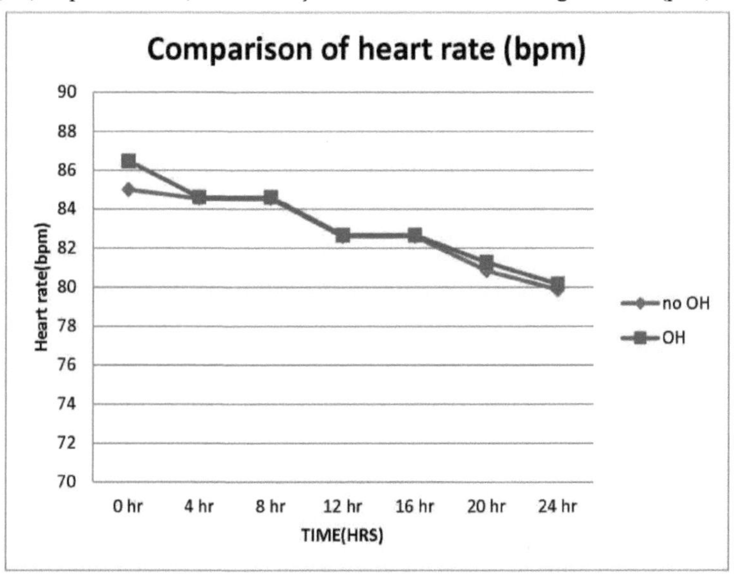

Gráfico 9: Diagrama de linhas representando a comparação da frequência cardíaca (batimentos/min) entre pacientes com hipoperfusão oculta (OH) e pacientes sem hipoperfusão oculta (NO OH) na admissão na UTI

Tabela 10: Tabela com a média da PAM (mmHg) nas primeiras 24 horas após a admissão na UTI.

TEMPO (hr)	MAPA MÉDIO	±SD
0	79.97	8.30
4	79.68	8.05
8	80.38	7.24
12	79.24	7.45
16	80.20	6.80

| 20 | 80.54 | 7.99 |
| 24 | 79.83 | 7.51 |

PAM média (mmHg) às 0 horas (ou seja, na admissão na UTI), 4 horas, 8 horas, 12 horas, 16 horas, 20 horas e 24 horas após a admissão na UCI foi de 79,97±8,30, 79,68±8,05, 80,38±7,24, 79,24±7,45, 80,20±6,80, 80,54±7,99 e 79,83±7,51, respetivamente.

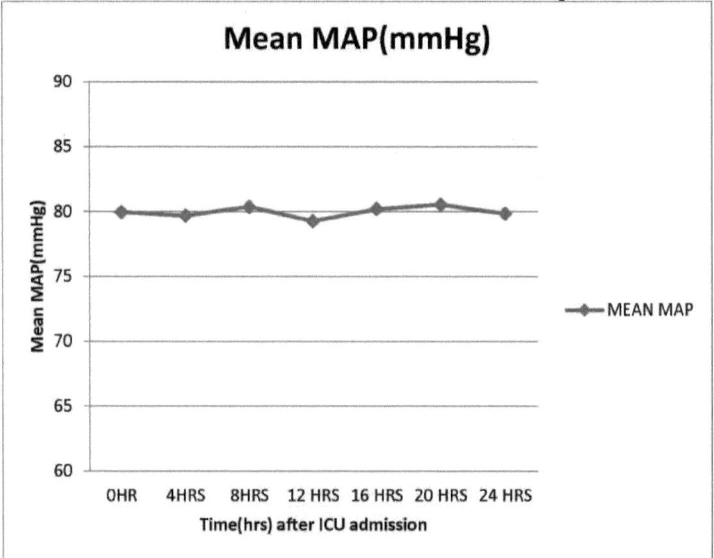

Gráfico 10: Diagrama de linhas mostrando a pressão arterial média (mmHg) nas primeiras 24 horas após a admissão na UTI.

Tabela 11: Tabela que mostra a comparação da média da PAM (mmHg) entre pacientes com hipoperfusão oculta e sem hipoperfusão oculta na chegada à UTI.

Tempo (hr)	Doentes sem OH		Doentes com OH		Valor P	Significado
	PAM média	±SD	PAM média	±SD		
0	79.12	7.66	81.40	9.23	0.186	NS
4	78.84	7.22	81.10	9.23	0.175	NS
8	79.65	6.46	81.62	8.35	0.190	NS
12	78.39	6.48	80.67	8.76	0.140	NS
16	79.19	6.14	81.91	7.57	0.052	NS

| 20 | 79.39 | 7.17 | 82.48 | 8.99 | 0.061 | NS |
| 24 | 78.71 | 6.70 | 81.72 | 8.84 | 0.052 | NS |

A PAM média (mmHg) entre os doentes com e sem hipoperfusão oculta às 0 h, 4 h, 8 h, 12 h, 16 h, 20 h e 24 h foi de 81,40±9,23 v 79,12±7,66, 81,10±9,23 v 78,84±78,84, 81,62±8,35 v 79.65±6,46, 80,67±8,76 v 78,39±6,48, 81,91±7,57 v 79,19±6,14, 82,48±8,99 v 79,39 v 7,17 e 81,72±8,84 v 78,71±6,70, respetivamente, e a diferença não foi estatisticamente significativa (p>0,05).

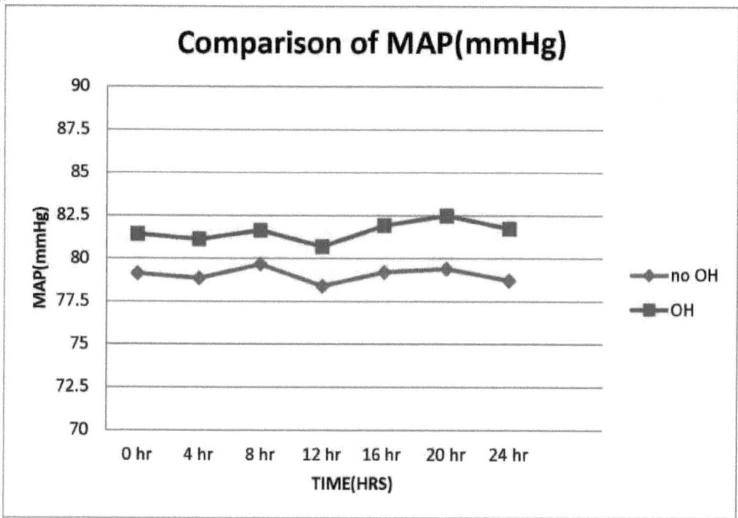

Gráfico 11: Diagrama de linhas mostrando a comparação da PAM média (mmHg) entre pacientes com hipoperfusão oculta e sem hipoperfusão oculta na chegada à UTI

Tabela 12: Tabela que mostra a saturação média de oxigénio ($SpO_2\%$) nas primeiras 24 horas após a admissão na UCI.

TEMPO (hr)	SpO2 MÉDIA	±SD
0	98.45	1.09
4	98.24	0.71
8	98.28	1.05
12	98.21	1.18
16	98.26	0.94
20	97.78	1.19

| 24 | 97.99 | 0.97 |

A saturação média de oxigénio (spO2) às 0 horas (ou seja, na admissão na UCI), 4 horas, 8 horas, 12 horas, 16 horas, 20 horas e 24 horas após a admissão na UCI foi de 98,45±1,09, 98,24±0,71, 98,28±1,05, 98,21±1,18, 98,26±0,94, 97,78±1,19 e 97,99±0,97, respetivamente.

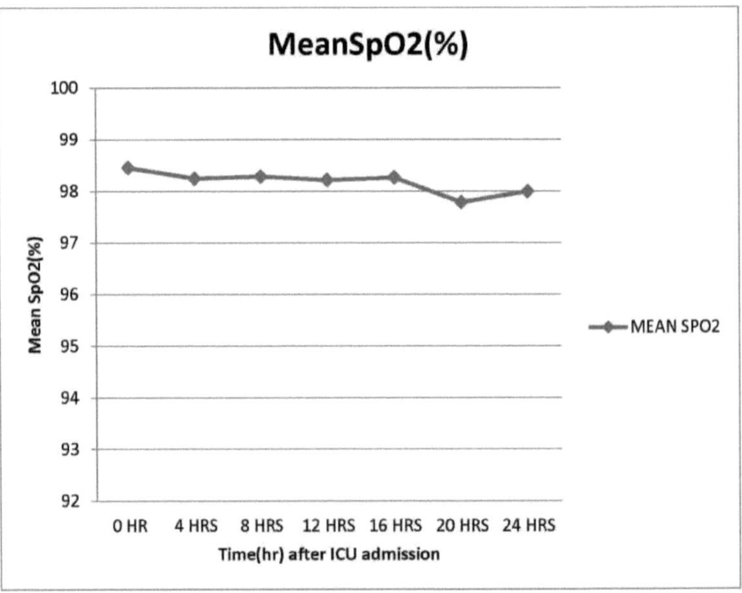

Gráfico12: Diagrama de linhas que mostra a saturação média de oxigénio (spO2%) nas primeiras 24 horas após a admissão na UCI.

Tabela 13: Tabela que mostra a comparação da saturação de oxigénio (spO2%) entre os doentes com hipoperfusão oculta (OH) e os doentes sem hipoperfusão oculta (NO OH) à chegada à UCI.

Tempo	Saturação de oxigénio (spOi) em doentes sem OH		Saturação de oxigénio (SpOi) em doentes com OH		Valor P	Significado
(hr)	SpO2 média	±SD	SpO2 média	±SD		
0	98.31	1.09	98.67	1.05	0.111	NS
4	98.19	0.72	98.32	0.70	0.367	NS
8	98.28	1.03	98.27	1.09	0.944	NS
12	98.63	1.20	98.45	1.12	0.106	NS
16	98.31	0.99	97.16	0.86	0.432	NS
20	97.66	1.19	98.97	1.19	0.217	NS
24	97.95	0.99	98.05	0.97	0.618	NS

A comparação da saturação média de oxigénio (%) entre os doentes com e sem hipoperfusão oculta não mostrou diferenças estatisticamente significativas em qualquer momento após a admissão na UCI, com valores de 98,67 ±1,05 v 98,31±1,09 às 0 horas, 98.32±0,70 v 98,19±0,72 às 4 horas, 98,27±1,09 v 98,28±1,03 às 8 horas, 98,45±1,12 v 98,68±1,20 às 12 horas, 97,16±0,86 v98,31±0,99 às 16 horas, 98,97±1,19 v 97,66±1,19 às 20 horas e 98,05±0,97 v 97,95±0,99 às 24 horas (p>0,05).

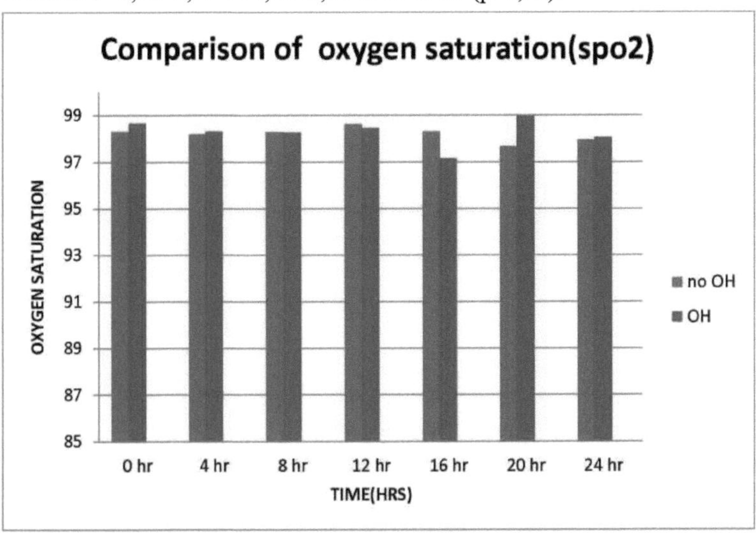

Gráfico13: Gráfico de barras que mostra a comparação da saturação de oxigénio (spO2%) entre os doentes com hipoperfusão oculta (OH) e os doentes sem hipoperfusão oculta (NO OH) à chegada à UCI.

Tabela 14: Tabela mostrando a PVC média (mmHg) nas primeiras 24 horas após a admissão na UTI

TEMPO (hr)	CVP MÉDIA	±SD
0	9.11	1.34
4	9.41	1.26
8	9.53	1.35
12	9.84	1.65
16	9.59	1.27
20	9.39	1.25
24	9.56	1.11

A CVP média (mmHg) às 0 horas (ou seja, na admissão na UTI), 4 horas, 8 horas, 12 horas, 16 horas, 20 horas e 24 horas após a admissão na UTI foi de 9,11±1,34,

9,41±1,26, 9,53±1,35, 9,84±1,65, 9,59±1,27, 9,39±1,25 e 9,56±1,11, respetivamente.

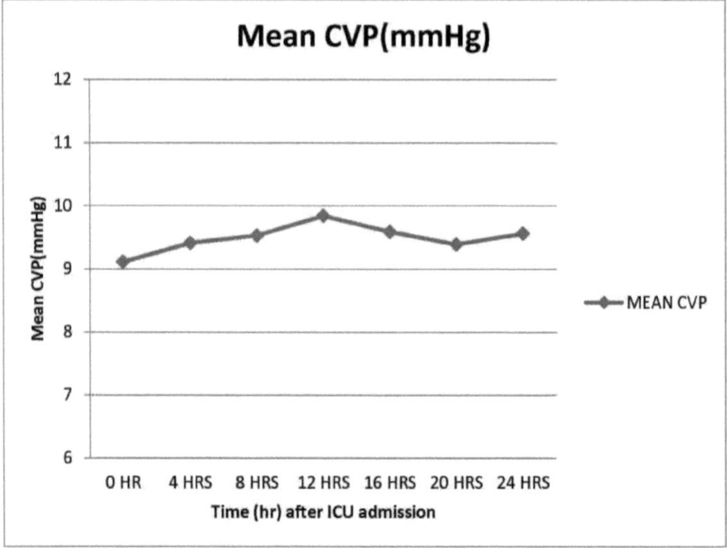

Gráfico 14: Diagrama de linhas mostrando a PVC média (mmHg) nas primeiras 24 horas após 24 horas após a admissão na UCI.

Tabela 15: Tabela que mostra a comparação da PVC média (mmHg) entre pacientes com hipoperfusão oculta (OH) e pacientes sem hipoperfusão oculta (NO OH) na chegada à UTI.

Tempo (hr)	Os doentes sem OH		Doentes com OH		Valor P	Significado e
	CVP média	±SD	CVP média	±SD		
0	9.09	1.24	9.13	1.53	0.887	NS
4	9.46	1.25	9.32	1.29	0.606	NS
8	9.46	1.35	9.64	1.37	0.506	NS
12	9.69	1.70	10.08	1.57	0.266	NS
16	9.52	1.29	9.70	1.24	0.499	NS
20	9.50	1.20	9.18	1.33	0.221	NS
24	9.68	1.16	9.35	1.00	0.151	NS

A média da PVC (mmHg) entre pacientes com e sem hipoperfusão oculta às 0h, 4h, 8h, 12h, 16h, 20h e 24h foi de 9,13±1,53 v 9,09±1,24, 9,32±1,29 v 9,46±1,25, 9.64±1,37 v 9,46±1,35, 10,08±1,57 v 9,69±1,70, 9,70±1,24 v 9,52±1,29 e 9,35±1,00 v 9,68±1,16, respetivamente, e a diferença foi estatisticamente insignificante (p>0,05).

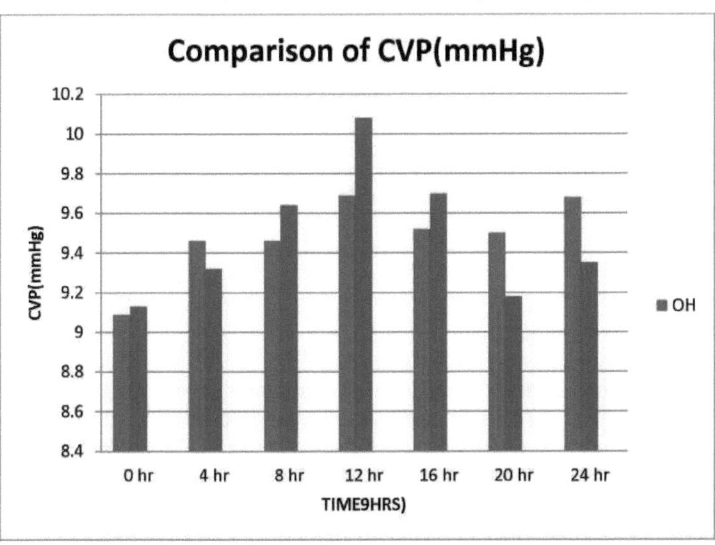

Gráfico 15: Gráfico de barras mostrando a comparação da média da PVC (mmHg) entre pacientes com hipoperfusão oculta (OH) e pacientes sem hipoperfusão oculta (NO OH) na chegada à UTI.

Tabela 16: Tabela que mostra o débito urinário médio (ml) nas primeiras 24 horas após a admissão na UCI.

TEMPO (hr)	SAÍDA MÉDIA DE URINA (ml)	±SD
4	347.60	84.77
8	384.10	72.74
12	371.40	54.66
16	384.55	65.88
20	372.60	55.96
24	378.40	52.16

O débito urinário médio (ml) às 4 horas, 8 horas, 12 horas, 16 horas, 20 horas e 24 horas após a admissão na UCI foi de 347,60±84,77, 384,10±72,74 e 371,40±54,66, 384,55±65,88, 372,60±55,96 e 378,40±52,16, respetivamente.

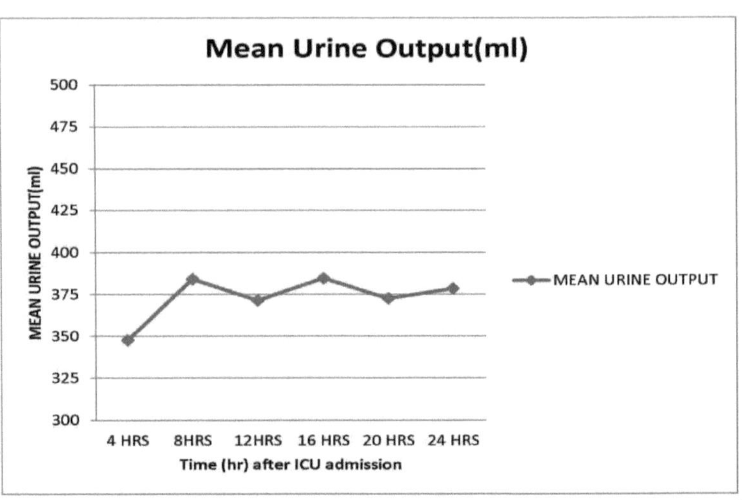

Gráfico16: Diagrama de linhas mostrando o débito urinário médio (ml) nas primeiras 24 horas após a admissão na UTI.

Tabela 17: Tabela que mostra a comparação do débito urinário médio entre pacientes com hipoperfusão oculta (OH) e pacientes sem hipoperfusão oculta (NO OH) na chegada à UTI.

Tempo (horas)	Débito urinário (DU) em doentes sem OH		Débito de urina (UO) em doentes com OH		Valor P	Significado
	Média U O	±SD	Média U O	±SD		
4	351.34	35.28	341.21	84.68	0.566	NS
8	384.20	75.83	383.91	68.18	0.984	NS
12	376.50	56.91	362.70	50.14	0.224	NS
16	385.07	66.85	383.64	65.09	0.917	NS
20	370.47	56.86	376.21	54.99	0.662	NS
24	370.79	53.95	391.35	46.85	0.056	NS

O débito urinário médio (ml) entre os doentes com e sem hipoperfusão oculta às 4h, 8h, 12h, 16h, 20h e 24h foi de 341,21±84,68 v 351,34±35,28, 383,91±68,18 v 384,20, 362,70±50,14 v 376,50±56,91,   383,64±65,09 v

385,07±66,85, 376,21±54,99 v 370,47±56,86 e 391,35±46,85 v 370,79±53,95, respetivamente, e a diferença foi estatisticamente insignificante (p>0,05).

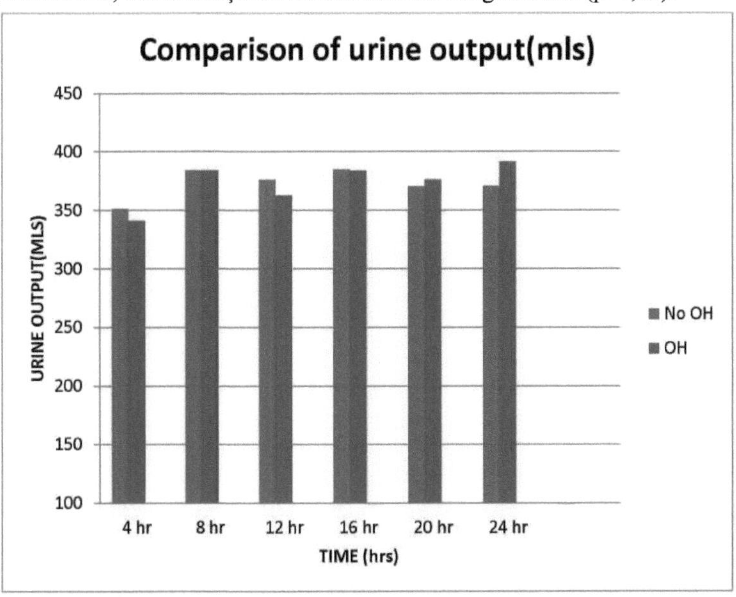

Gráfico 17: Gráfico de barras mostrando a comparação da média de UO entre pacientes com hipoperfusão oculta (OH) e pacientes sem hipoperfusão oculta (NO OH) na chegada à UTI.

Tabela 18: Tabela comparando diferentes variáveis entre pacientes com hipoperfusão oculta (OH) e pacientes sem hipoperfusão oculta (NO OH) na admissão na UTI.

Variáveis	Hipoperfusão oculta (n=37) (Média±SD)	Sem hipoperfusão oculta (n=63) (Média±SD)	Diferença média	valor de p	Significado
Fração de ejeção	53.62±5.775	58.92±6.670	5.299	<0.001	HS
Tempo de CEC (em min)	102.11 ± 23.883	83.33 ± 25.989	18.775	<0.001	HS
Tempo de fixação cruzada (em min)	85.95 ±23.066	59.87 ±24.662	26.073	<0.001	HS

Perda de sangue (ml)	1001.22±215.70	950.79±250.63	50.42	0.309	NS
MODS Dia 1	4.03 ± 1.443	2.75 ±1.218	1.281	<0.001	HS
MODS Dia 2	2.16 ± 1.280	0.81 ±0.820	1.281	<0.001	HS
MODS Dia 7	0.49 ±.837	0.11 ±0 .406	1.353	0.003	S
Pacientes com complicações (%)	55.9%	44.1%	-	0.290	NS
N.º de complicações por doente	1.054±1.053	0.412±.795	0.641	<0.001	HS
Ventilação mecânica (em horas)	35.08 ± 19.664	12.68 ± 10.317	22.399	<0.001	HS
Tempo de permanência na UTI (em horas)	88.00 ± 36.535	40.56±20.163	47.444	<0.001	HS
Tempo de permanência no hospital (em dias)	14.35 ±3.853	9.98± 2.379	4.367	<0.001	HS

. Os doentes com hipoperfusão oculta à entrada na UCI tiveram uma duração significativamente mais longa

Tempo de permanência na UTI, tempo de permanência no hospital e tempo de ventilação (p<0,001). O tempo de CEC e o tempo de pinçamento cruzado diferem significativamente entre os pacientes com e sem hipoperfusão oculta na admissão na UTI (p<0,001). O MODS nos dias 1, 2 e 7 foi significativamente maior nos pacientes com hipoperfusão oculta

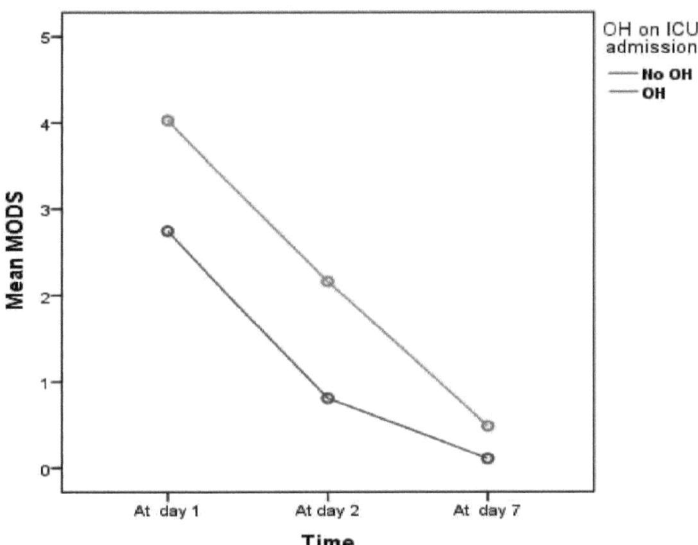

Gráfico 18: Diagrama de linhas mostrando a comparação do MODS médio entre pacientes com hipoperfusão oculta (OH) e pacientes sem hipoperfusão oculta (NO OH) na admissão na UTI.

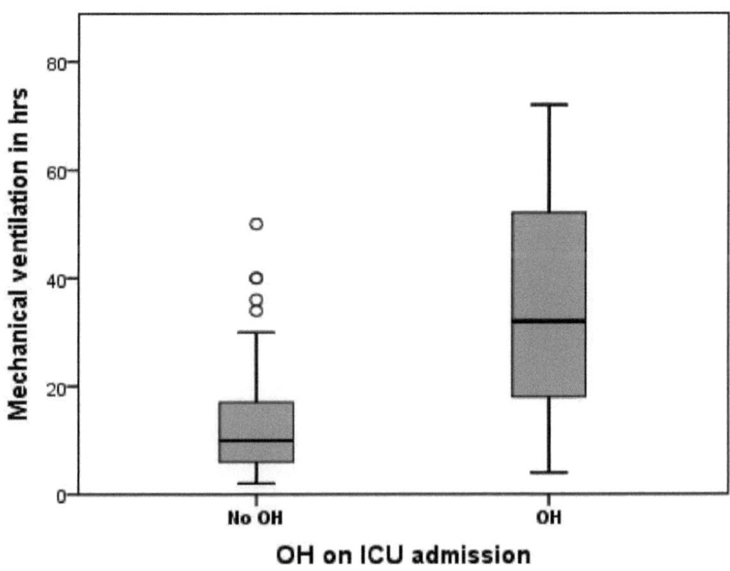

Gráfico 18 (a): Comparação da duração da ventilação mecânica (horas) entre pacientes com hipoperfusão oculta (OH) e pacientes sem hipoperfusão oculta (NO OH) na admissão na UTI

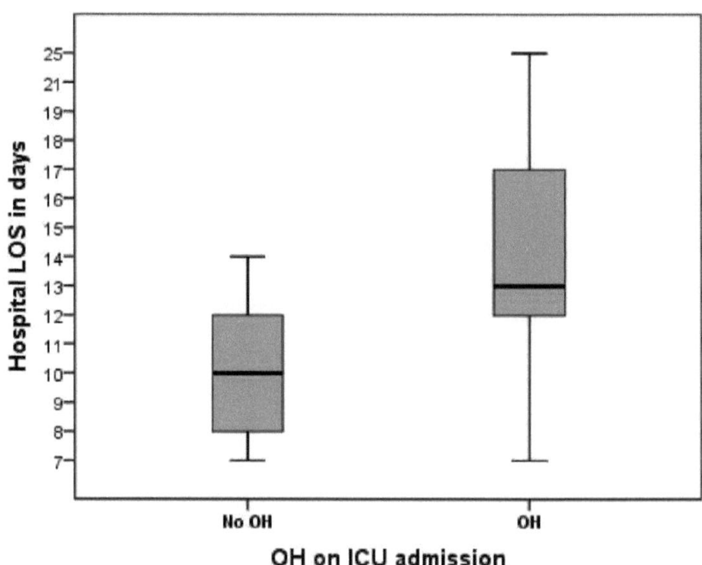

Gráfico 18 (b): Comparação do tempo de internação hospitalar (dias) entre pacientes com hipoperfusão oculta (OH) e pacientes sem hipoperfusão oculta (NO OH) na admissão na UTI.

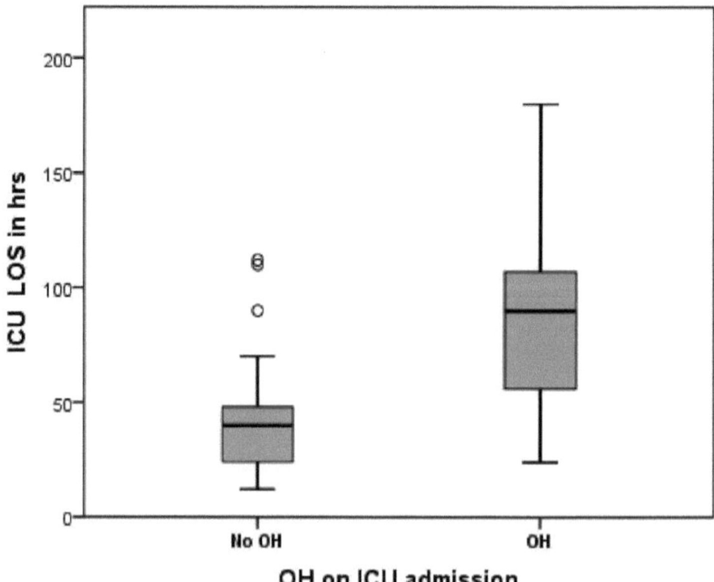

Gráfico 18 (c): Comparação do tempo de permanência na UTI (horas) entre pacientes com hipoperfusão oculta (OH) e pacientes sem hipoperfusão oculta (NO OH) na admissão na UTI.

Tabela 19: Tabela que mostra a incidência de hipóxia tecidual global (HTG) moderada e grave entre os pacientes que apresentaram hipoperfusão oculta na admissão na UTI.

	Moderado GTH	GTH grave
N.º de doentes	22	15
Percentagem (%)	59.45%	40.55%

Vinte e dois pacientes tinham GTH moderado e GTH grave entre os pacientes que tinham hipoperfusão oculta na admissão na UTI.

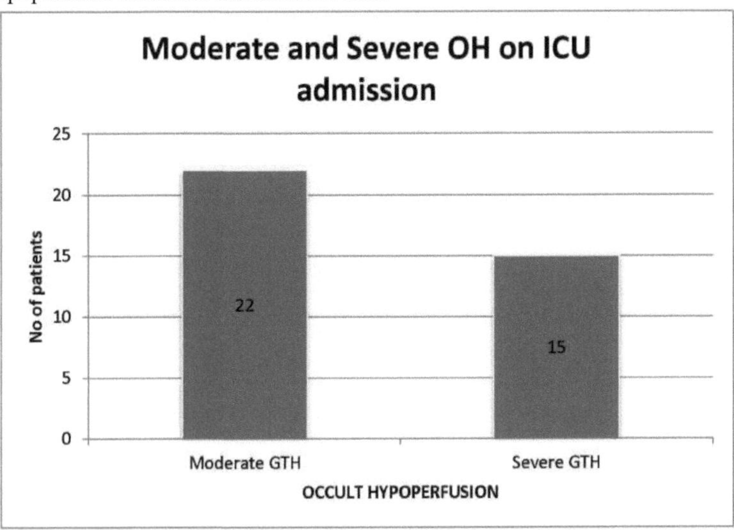

Gráfico 19: Gráfico de barras mostrando a incidência de hipóxia tecidual global (HTG) moderada e grave entre os pacientes que apresentaram hipoperfusão oculta na admissão na UTI.

Tabela 20: Tabela que compara diferentes variáveis entre pacientes com hipóxia tecidual global (HTG) grave e moderada na admissão na UTI.

Variáveis	GTH grave(N=15) (Média±S.D)	GTH moderado(N=22) (MÉDIA±SD)	Diferença média	valor p	Significado
Fração de ejeção (%)	50.60±4.222	55.68±5.859	5.082	0.007	S

Tempo de CEC (em min)	113.53±28.814	94.32±16.354	19.215	0.03	S
Tempo de fixação cruzada (em min)	96.67±26.043	78.64±17.940	18.030	0.017	S
Perda de sangue (ml)	1012.04±196.96	985.33±246.90	26.712	0.717	NS
MODS dia 1	4.27±1.907	3.86±1.037	0.403	0.464	NS
MODS dia 2	2.93±1.387	1.64±.902	1.297	0.001	S
MODS dia 7	1.07±1.033	0.09±.294	0.976	0.003	S
Ventilação mecânica (em horas)	36.13±20.563	34.36±19.485	1.770	0.792	NS
Tempo de permanência na UTI (em horas)	96.93±48.928	81.91±24.423	15.024	0.285	NS
Tempo de permanência no hospital (em dias)	16.33±4.746	13.00±2.390	3.333	0.021	S
N.º de complicações por doente	1.533±0.99	0.727±0.984	0.806	0.019	S

(GTH- global tissue hypoxia, S- significativo, NS- não significativo)

Os pacientes com GTH grave tiveram MODS significativamente maior no Dia 2 e no Dia 7, tiveram um tempo de hospitalização significativamente maior, tempo de CEC, tempo de pinçamento cruzado e um número significativamente maior de complicações por paciente (p<0,05) em comparação com aqueles com GTH moderado. Houve uma diferença significativa na FE (%) entre os pacientes com GTH moderado e grave (p<0,05). Os pacientes com GTH grave tiveram numericamente mais tempo no ventilador, maior tempo de permanência na UTI, maior MODS no Dia 1, mais perda de sangue, mas nenhum deles foi estatisticamente significativo (p>0,05).

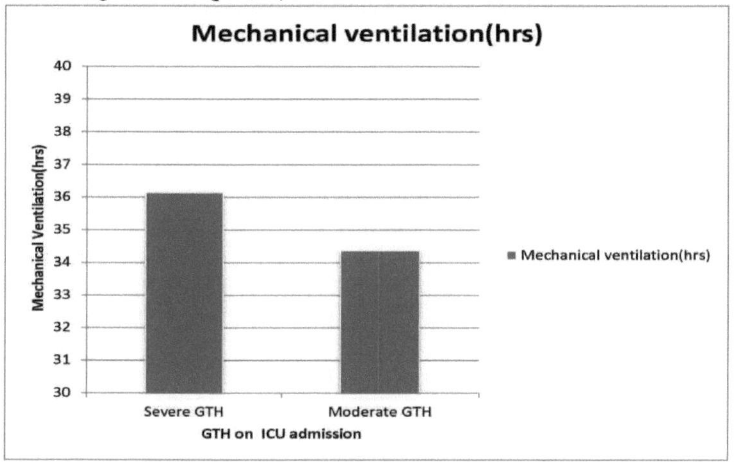

Gráfico 20: Comparação da duração da ventilação mecânica (horas) entre pacientes com GTH grave e GTH moderado na admissão na UTI.

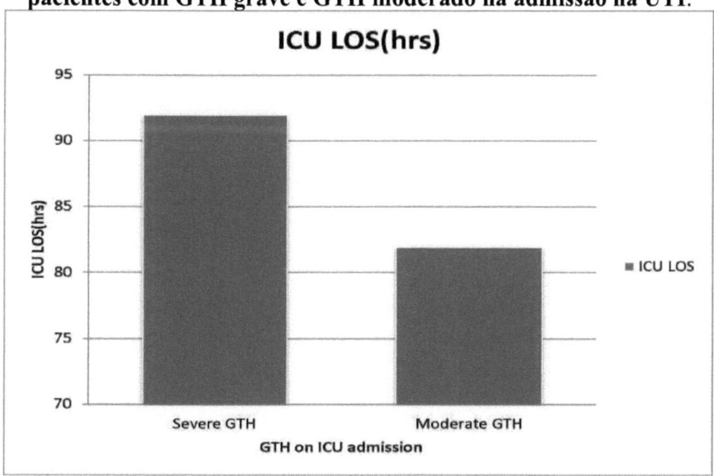

Gráfico 20(a): Comparação do tempo de permanência na UTI (horas) entre pacientes com GTH grave e GTH moderado na admissão na UTI.

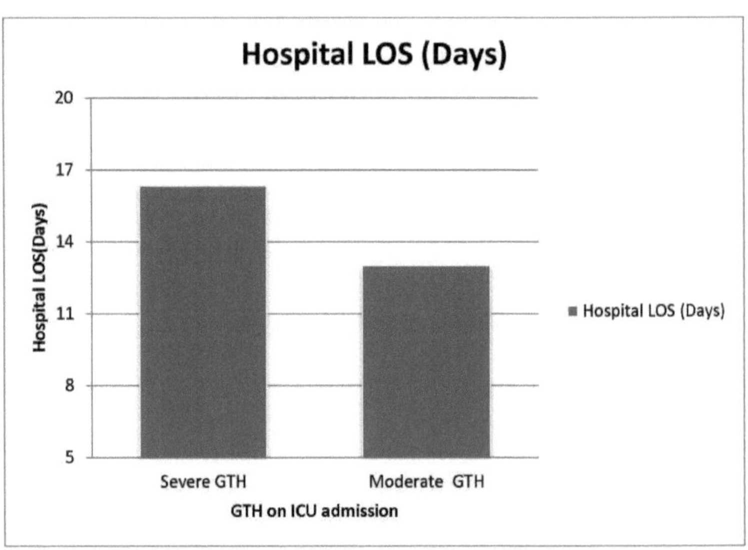

Gráfico 20(b): Comparação do tempo de internação hospitalar (dias) entre pacientes com GTH grave e GTH moderado na admissão na UTI.

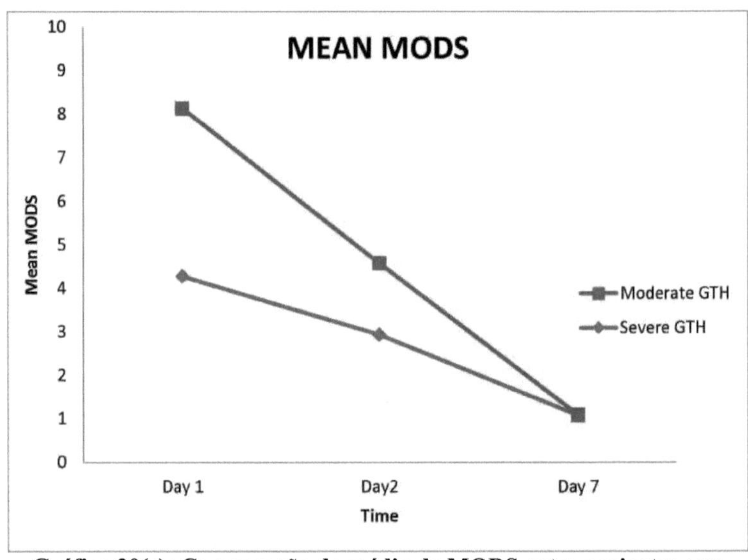

Gráfico 20(c): Comparação da média de MODS entre pacientes com GTH grave e GTH moderado na admissão na UTI.

Tabela 21: Incidência de hipoperfusão oculta persistente às 24 horas

	Hipoperfusão persistente às 24 horas	A hipoperfusão diminuiu às 24 horas
N.º de doentes	14	23
Percentagem (%)	37.84	62.16

37,84% (n=14) dos doentes persistiram com hipoperfusão oculta e esta diminuiu em 62,16% (n=32) dos 37 doentes que tinham hipoperfusão oculta à chegada à UCI.

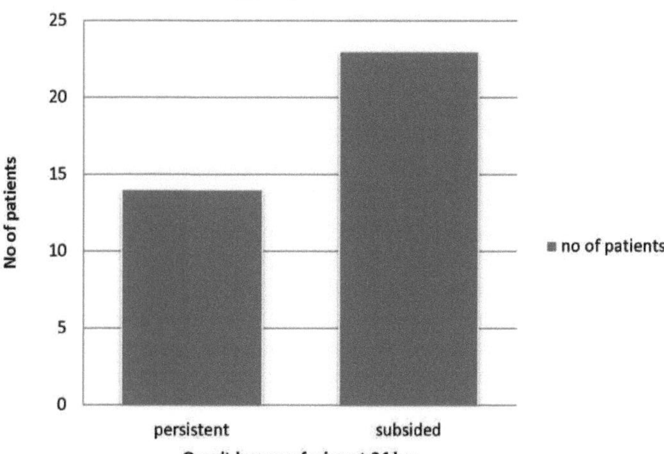

Gráfico 21: Gráfico de barras que mostra a incidência de hipoperfusão oculta persistente às 24 horas

Tabela 22: Tabela que compara os resultados entre os doentes com hipoperfusão oculta persistente e diminuída às 24 horas.

Variáveis	Hipoperfusão persistente às 24 horas (n=14)	A hipoperfusão diminuiu às 24 horas (n=23)	Diferença média	valor p	Significado
Ventilação mecânica (em horas)	50.29±17.094	25.83±14.947	24.460	<0.001	HS
Tempo de permanência na UTI (em horas)	106.00±31.77	77.04±35.428	28.957	0.017	S

Tempo de permanência no hospital (em dias)	16.00±3.530	13.35±3.761	2.652	0.04	S
MODS Dia 1	4.86±1.099	3.52±1.410	1.335	0.0047	HS
MODS Dia2	2.5±0.76	1.95±1.492	0.543	0.215	NS
MODS Dia7	0.642±0.744	0.391±0.22	0.251	0.383	NS
N.º de complicações por doente	1.69±0.92	0.695±0.974	0.9472	0.006	HS

Os doentes que persistiram com hipoperfusão oculta às 24 horas tiveram um tempo significativamente mais longo no ventilador, tempo de permanência na UCI, tempo de permanência no hospital e MODS significativamente mais elevado no Dia 1 ($p<0,05$) em comparação com aqueles em que a hipoperfusão diminuiu. O número de complicações por doente foi significativamente mais elevado entre os doentes que persistiram com hipoperfusão oculta em comparação com aqueles em que esta diminuiu ($p<0,05$).

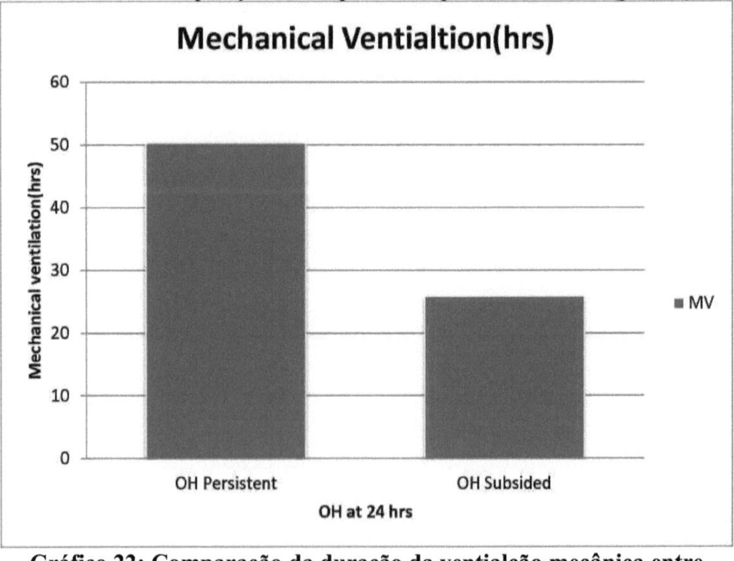

Gráfico 22: Comparação da duração da ventialção mecânica entre

pacientes com hipoperfusão oculta (OH) persistente e diminuída às 24 horas
após a admissão na UTI.

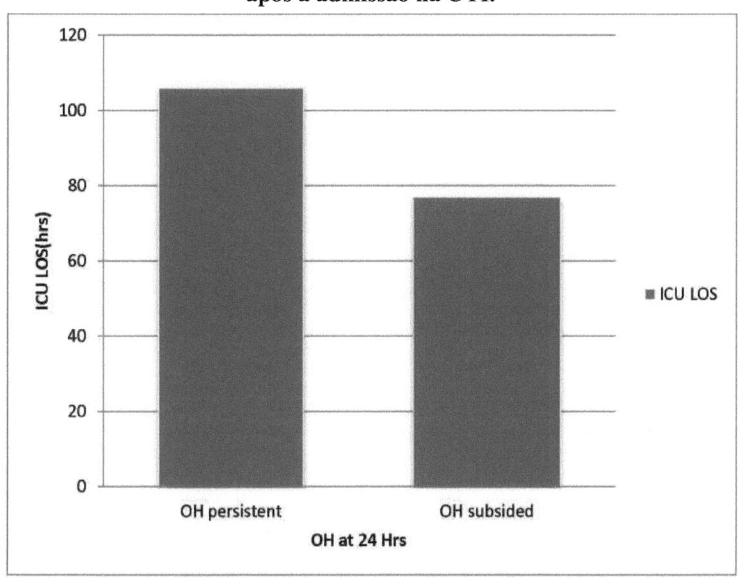

**Gráfico 22(a): Comparação do tempo de internação na UTI entre os pacientes com
hipoperfusão oculta (HO) persistente
e diminuída, 24 horas após a admissão na UTI.**

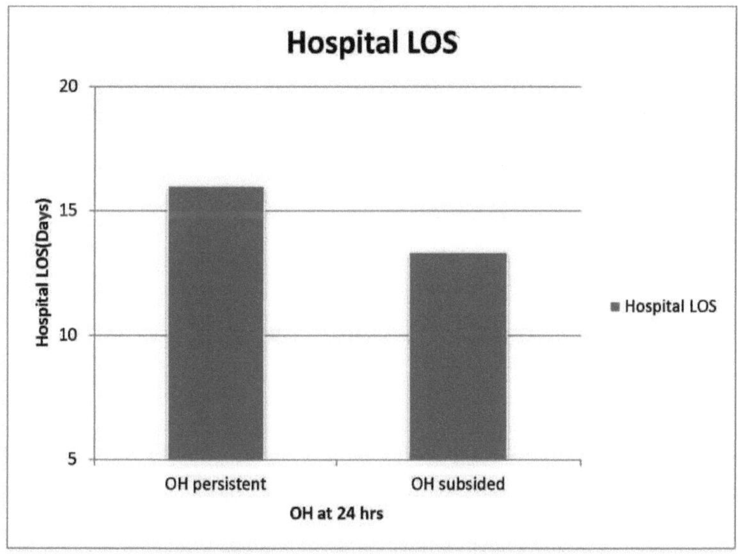

**Gráfico 22(b): Comparação do tempo de internação hospitalar entre os pacientes com
hipoperfusão oculta (HO) persistente
e diminuída 24 horas após a admissão na UTI.**

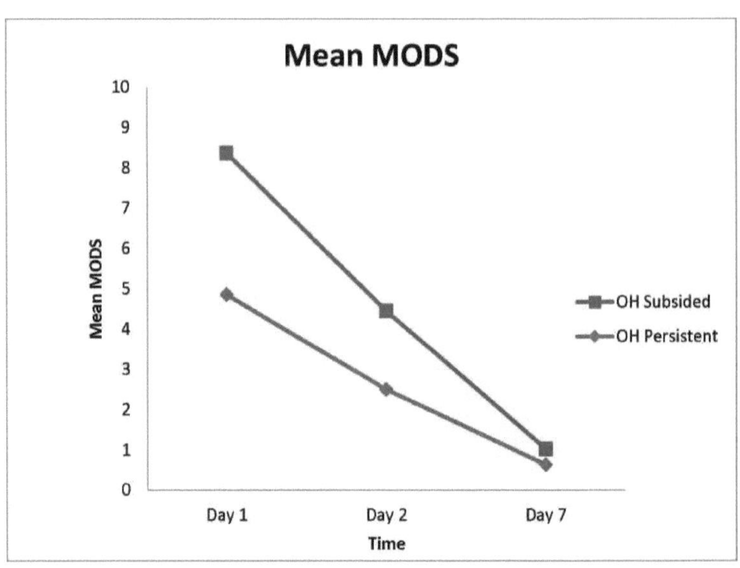

Gráfico 22(c): Comparação da média do MODS entre pacientes com hipoperfusão oculta (OH) persistente e diminuída 24 horas após a admissão na UTI

Tabela 23: Tabela comparando o número de pacientes com complicações pós-operatórias entre pacientes com hipoperfusão oculta (OH) e pacientes sem hipoperfusão oculta (NO OH) na admissão na UTI.

OH à entrada na UCI	N.º de doentes com complicações	N.º de doentes sem complicações	Total
Não OH	15 (44.1%)	48 (72.7%)	63
OH	19(55.9%)	18 (27.3%)	37
Valor P	0.005		Significativo

Os doentes com hipoperfusão oculta tiveram significativamente mais complicações em comparação com os doentes sem hipoperfusão oculta (p=0,005)

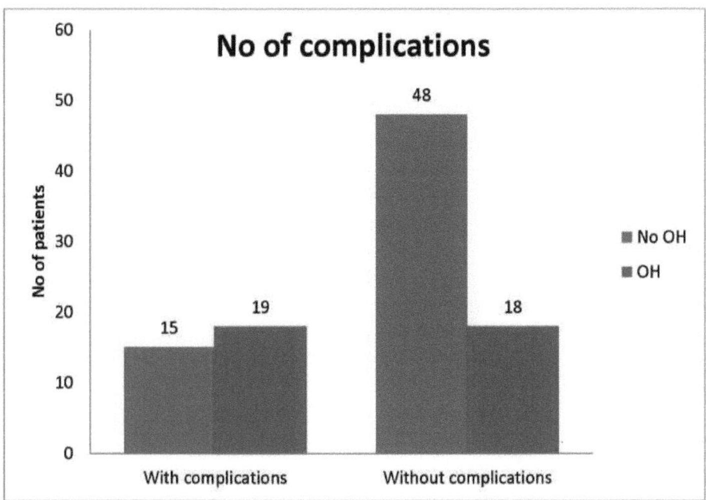

Gráfico 23: Gráfico de barras comparando o número de pacientes com complicações pós-operatórias entre pacientes com hipoperfusão oculta (OH) e pacientes sem hipoperfusão oculta (Sem OH) na admissão na UTI.

Tabela 24: Tabela de comparação das diferentes variáveis entre os pacientes com e sem complicações pós-operatórias

Variáveis	Pacientes com complicações (N=34) (Média ± S.D)	Pacientes sem complicações (N=66) (Média ± S.D)	Diferença média	Valor P	Significado
Tempo de permanência na UTI (em horas)	81.09±41.976	46.27±24.926	34.816	<0.001	HS
VM (em horas)	35.32±20.667	13.58±10.746	21.748	<0.001	HS
Tempo de permanência no hospital (em dias)	14.59±3.831	10.06±2.436	4.528	<0.001	HS

Tempo de CEC (em min)	99.85±28.931	85.35±24.269	14.504	0.009	HS
Tempo de fixação cruzada (em min)	79.21±29.314	64.53±24.657	14.676	0.010	S
Perda de sangue (ml)	1024.85±234.35	940.90±237.24	83.944	0.096	NS
Admissão na UCI Lactato (mmol/L)	3.25±1.87	2.0±0.87	1.25	<0.001	HS
Admissão na UCI ScvO2 (%)	66.32±5.57	69.70±3.85	3.373	<0.001	HS
Lactato 24 horas (mmol/L)	2.11±1.092	1.46±0.44	0.658	<0.001	HS
ScvO2 de 24 horas (%)	69.53±3.45	72.10±1.66	2.577	<0.001	HS

Os pacientes com complicações tiveram um tempo de permanência no hospital e na UTI significativamente maior, tiveram tempos de ventilação significativamente maiores, tiveram tempo de CEC e tempo de pinçamento cruzado significativamente maiores (p<0,05). O lactato de admissão na UTI e o lactato de 24 horas foram significativamente maiores nos pacientes com complicações (p<0,001). Os pacientes com complicações tiveram ScvO2 de admissão na UTI e ScvO2 de 24 horas significativamente menores (p<0,001).

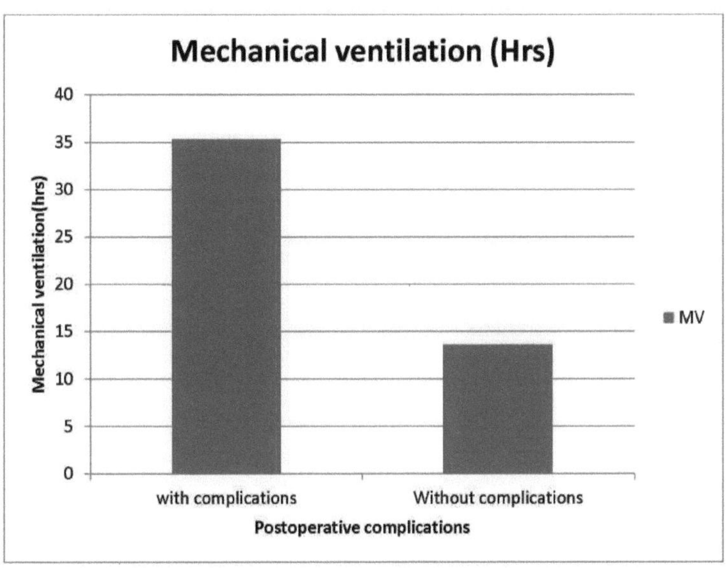

Gráfico 24: Comparação do tempo de ventilação mecânica entre pacientes com e sem complicações pós-operatórias.

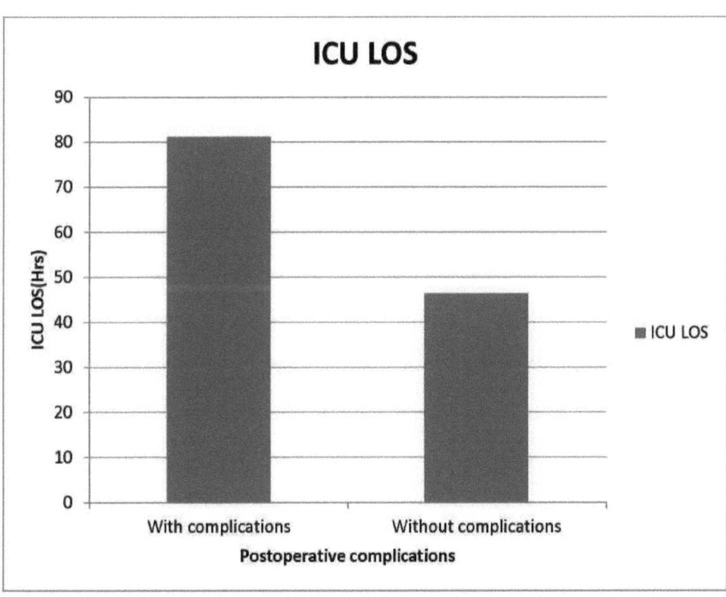

Gráfico 24(a): Comparação do tempo de permanência na UTI entre pacientes com e sem complicações pós-operatórias.

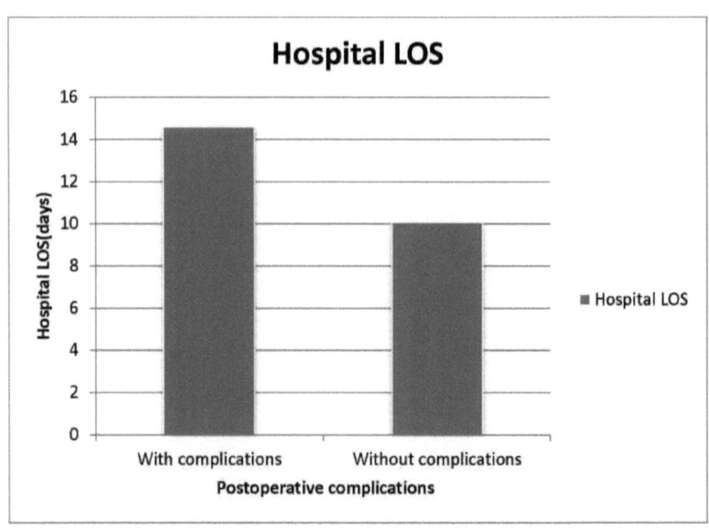

Gráfico 24(b): Comparação do tempo de internação entre pacientes com e sem complicações pós-operatórias.

Capítulo 5

Discussão

Os doentes submetidos a cirurgia cardíaca correm o risco de um fornecimento inadequado de oxigénio no período perioperatório devido à circulação extracorporal e a reservas cardiovasculares limitadas. Após a cirurgia cardíaca, a maioria dos doentes tem uma estadia curta na unidade de cuidados intensivos (UCI) e no hospital; no entanto, até 10% dos doentes necessitam de cuidados pós-operatórios prolongados, principalmente devido a disfunção orgânica ou falência de múltiplos órgãos. [6] Este facto aumenta a utilização dos recursos da UCI e do hospital e os custos dos cuidados de saúde. Embora as causas do prolongamento do internamento na UCI e no hospital sejam multifactoriais, os recursos cardiovasculares limitados e a resposta hemodinâmica inadequada ao stress cirúrgico pós-operatório demonstraram recentemente ser preditores independentes do prolongamento do internamento na UCI. O aumento dos níveis de fornecimento e consumo de oxigénio tem sido associado a melhores resultados e o conceito tem sido testado numa variedade de situações clínicas. [7]

Devido aos mecanismos compensatórios que mantêm um estado normotenso e normoxémico nas fases iniciais do choque, os parâmetros monitorizados por rotina, como a pressão arterial, a frequência cardíaca, a saturação arterial de oxigénio e o débito urinário, podem não refletir a adequação da perfusão global. O marcador ideal de uma ressuscitação adequada deve ser capaz de avaliar a resolução da hipoperfusão. A hipoperfusão tecidular é um desequilíbrio entre a necessidade de oxigénio e o fornecimento de oxigénio. A hipoperfusão é largamente responsável pelo risco subsequente de falência de múltiplos órgãos do sistema. [8]

Por conseguinte, a necessidade de uma ferramenta para avaliar com precisão a hipoperfusão é fundamental para reduzir a incidência de disfunção orgânica nestes doentes. Verificou-se que a SvO_2, a $ScvO_2$ e o lactato sanguíneo são instrumentos de medição úteis para avaliar o grau de hipoperfusão em doentes com diferentes processos patológicos. [9]

A utilidade da $ScvO_2$ em vez da SvO_2 continua a ser debatida; no entanto, a $ScvO_2$ demonstrou estar clinicamente correlacionada com a SvO_2 medida concomitantemente. Além disso, possui o atributo atraente de não exigir a colocação de um cateter de artéria pulmonar mais invasivo. Embora não sejam numericamente equivalentes, os intervalos de valores são patologicamente equivalentes. [8, 9, 22]

A medição da saturação venosa mista de oxigénio (SvO_2) requer a colocação de um cateter na artéria pulmonar, o que está associado a complicações, e a sua colocação pode não ser viável em situações de reanimação ou em doentes pediátricos. No entanto, o acesso venoso central pode ser obtido tanto na UCI como fora da UCI. A capacidade de detetar hipoxia tecidular oculta numa fase precoce do tratamento do doente tem sido associada a benefícios em termos de resultados. [22]

Os níveis de lactato no sangue aumentam quando há uma inadequação persistente do oxigénio fornecido para manter a oxigenação normal dos tecidos. Após a cirurgia cardíaca, a hiperlactatemia (HL) é relativamente comum e está associada à morbidade e mortalidade. Durante a cirurgia cardíaca com circulação extracorporal (CEC) em doentes adultos, a hiperlactatemia é detetável a uma taxa considerável (10% a 20%) e está associada a morbidade e mortalidade pós-operatórias. [12] Os principais factores que conduzem a uma possível disóxia orgânica durante a CEC são o grau de hemodiluição e um baixo débito periférico de oxigénio (DO2). [13]

Na população de cirurgia cardíaca, níveis de lactato > 3 mmol/L no período pós-operatório precoce foram associados a um risco aumentado de morbilidade e mortalidade. O reconhecimento precoce e a correção da hipoxia tecidular global podem ser benéficos. [8]

Uma vez que todos os doentes de cirurgia cardíaca na nossa instituição são tratados com um cateter venoso central e considerando que a saturação venosa central de oxigénio (ScvO2) é um substituto bem estabelecido para a saturação venosa mista de oxigénio (SvO2), realizámos este estudo para determinar a ocorrência de hipoperfusão oculta utilizando a combinação de ScvO2 e lactato arterial e para determinar a associação entre hipoperfusão oculta e vários resultados, tais como a duração da ventilação mecânica, o tempo de permanência na UCI, o tempo de permanência no hospital e o número de complicações.

A hipoperfusão oculta foi definida como GTH moderado a grave com pressão arterial média (PAM) >65 mmHg, pressão venosa central >8 mmHg e UO >0,5 ml/kg/h. O GTH moderado foi definido como ScvO2 < 70% e lactato 2 a 4 mmol/L. O GTH grave foi definido como ScvO2 <70% e lactato > 4 mmol/L.

O estudo incluiu 100 pacientes submetidos a diferentes cirurgias cardíacas com circulação extracorpórea.

Os seguintes dados foram recolhidos e analisados estatisticamente:

1. Dados demográficos (idade, sexo e peso)
2. Tipo de cirurgia
3. Tempo de CEC intra-operatório e tempo de pinçamento aórtico
4. Perda de sangue intra-operatória
5. Parâmetros hemodinâmicos pós-operatórios, saturação de oxigénio e débito urinário
6. Amostras de sangue pós-operatórias para a medição da saturação venosa central de oxigénio (ScvO2) e do lactato obtidas à chegada à UCI e 24 horas após a admissão na UCI.
7. Variáveis clínicas necessárias para determinar o Multiple Organ Dysfunction Score (MODS) nos dias 1, 2 e 7 após a cirurgia.
8. A duração da ventilação mecânica, o tempo de permanência na UCI e o tempo de permanência no hospital foram examinados para avaliar a extensão dos recursos de cuidados de saúde consumidos.
9. A mortalidade intra-hospitalar e a evolução das complicações pós-operatórias foram revistas e incluídas na análise dos dados.

Dados demográficos

O estudo incluiu 100 pacientes, sendo 54 do sexo feminino e 46 do sexo masculino. A idade média dos doentes foi de 34,69±9,52 anos. O peso médio foi de 59,27 ± 7,53 kg. Sessenta e três pacientes foram submetidos a cirurgia valvar, trinta e um a correção de CIA e seis a cirurgia de tumor intracardíaco.

Parâmetros hemodinâmicos pós-operatórios, débito urinário e saturação de oxigénio:

A frequência cardíaca, a pressão arterial média, a saturação de oxigénio, a pressão venosa central (PVC) e o débito urinário (DU) foram registados no pós-operatório durante 24 horas.

A frequência cardíaca média (bpm) às 0 horas (ou seja, na admissão na UCI), 4 horas, 8 horas, 12 horas, 16 horas, 20 horas e 24 horas seguintes foi de 85,56±9,03,

84,58±6,32, 84,58±6,32, 82,63±6,33, 82,63±6,33, 81,01±6,16 e 79,98±4,82, respetivamente
[Tabela 8]. A frequência cardíaca média (bpm) entre os doentes com e sem hipoperfusão oculta às 0 h, 4 h, 8 h, 12 h, 16 h, 20 h e 24 h foi de 86,48±9,14 v 85,01±8,99, 84,62±7,13v 84,55±5,85, 84,62±7,13 v 84,55±84.55, 82,67±6,87 v 82,60±6,052, 82,67±6,87 v 82,60±6,052, 81,27±6,35 v 80,85±6,09 e 80,16±4,45 v 79,87±5,06, respetivamente, e a diferença foi estatisticamente insignificante (p>0,05) [Tabela 9].

A pressão arterial média (mmHg) às 0 horas (ou seja, na admissão na UTI), 4 horas, 8 horas, 12 horas, 16 horas, 20 horas e 24 horas depois foi de 79,97±8,30, 79,68±8,05, 80,38±7,24, 79,24±7,45, 80,20±6,80, 80,54±7,99 e 79,83±7,51, respetivamente. A PAM nunca foi inferior a 65 mmHg em nenhum dos doentes [Tabela 10]. A PAM média (mmHg) entre os doentes com e sem hipoperfusão oculta às 0 h, 4 h, 8 h, 12 h, 16 h, 20 h e 24 h foi de 81,40±9,23 v 79,12±7,66, 81,10±9,23 v 78,84±78,84, 81,62±8,35 v 79,65±6.46, 80,67±8,76 v 78,39±6,48, 81,91±7,57 v 79,19±6,14, 82,48±8,99 v 79,39 v 7,17 e 81,72±8,84 v 78,71±6,70, respetivamente, e a diferença não foi estatisticamente significativa (p>0,05) [Tabela 11].
A saturação média de oxigénio (%) às 0 horas (ou seja, na admissão na UCI), 4 horas, 8 horas, 12 horas, 16 horas, 20 horas e 24 horas depois foi de 98,45±1,086, 98,24±0,71, 98,28±1,05, 98,21±1,18, 98,26±0,94, 97,78±1,19 e 97,99±0,97, respetivamente [Tabela 12]. A comparação da saturação média de oxigénio (%) entre os doentes com e sem hipoperfusão oculta não mostrou quaisquer diferenças estatisticamente significativas em qualquer momento após a admissão na UCI, com valores de 98,67 ±1,05 v 98,31±1,09 às 0 horas, 98,32±0.70 v 98.19±0.72 às 4 horas, 98.27±1.09 v 98.28±1.03 às 8 horas, 98.45±1.12 v 98.68±1.20 às 12 horas, 97.16±0.86 v98.31±0.99 às 16 horas, 98.97± 1.19 v 97.66± 1.19 às 20 horas e 98.05±0.97 v 97.95±0.99 às 24 horas (p>0.05) [Tabela 13].
A média da PVC (mmHg) às 0 horas, ou seja, na admissão na UTI, 4 horas, 8 horas, 12 horas, 16 horas, 20 horas e 24 horas após a admissão na UTI foi de 9,11±1,34, 9,41±1,26, 9,53±1,35, 9,84±1,65, 9,59±1,27, 9,39±1,25 e 9,56±1,11, respetivamente [Tabela 14]. A média da PVC (mmHg) entre pacientes com e sem hipoperfusão oculta às 0 h, 4 h, 8 h, 12 h, 16 h, 20 h e 24 h foi de 9,13±1,53 v 9,09±1,24, 9,32±1,29 v 9,46±1,25, 9,64±1,37 v 9,46±1,35,   10,08±1,57 v 9,69±1,70,   9,70±1,24 v 9,52±1,29 e 9,35±1,00 v 9,68±1,16, respetivamente, e a diferença foi estatisticamente insignificante (p>0,05) [Quadro 15].
O débito urinário médio (ml) às 4 horas, 8 horas, 12 horas, 16 horas, 20 horas e 24 horas foi de 347,60±84,77, 384,10±72,74, 371,40±54,66, 384,55±65,88, 372,60±55,96 e 378,40±52,16, respetivamente [Tabela 16]. O débito urinário médio acumulado nas primeiras 24 horas foi de 2238,65±314,25 ml, ou seja, 1,60,32 ml/kg/hora. O débito urinário nunca foi inferior a 0,5 ml/kg/hora em nenhum dos doentes. O débito urinário médio (ml) entre os doentes com e sem hipoperfusão oculta às 4h, 8h, 12h, 16h, 20h e 24h foi de 341,21±84,68 v 351,34±35,28, 383,91±68,18 v 384,20, 362,70±50,14 v 376.50±56,91, 383,64±65,09 v 385,07±66,85, 376,21±54,99 v 370,47±56,86 e 391,35±46,85 v 370,79±53,95, respetivamente, e a diferença foi estatisticamente insignificante (p>0,05) [Tabela 17].
Os parâmetros hemodinâmicos no nosso grupo de estudo estão em concordância com **Hu et al.**[9]

Os parâmetros hemodinâmicos dos nossos doentes são também comparáveis aos de **Ran Xu et al.** [8]

Em ambos os estudos, a pressão arterial média (PAM)>65 mmHg, a pressão venosa central (PVC)>8 mmHg e o débito urinário (DU) > 0,5 ml/kg/hr.

Os parâmetros hemodinâmicos do nosso grupo de estudo também estão de acordo com o estudo de **Routsi et al.**[25] No estudo de **Routsi et al.** não foram efectuadas medições do débito cardíaco, nem colheita de sangue arterial e venoso misto para análise de gases e dosagem de lactato sanguíneo durante os períodos de instabilidade hemodinâmica.

Os parâmetros hemodinâmicos são semelhantes aos do estudo realizado por **Meregalli et al.**[7] , que incluíram no seu estudo doentes cirúrgicos de alto risco hemodinamicamente estáveis.

Os parâmetros hemodinâmicos em nosso estudo diferem do estudo conduzido por **Filippo et al.**[34] , pois os pacientes em seu grupo de estudo eram pacientes com lesão cerebral e trauma grave que apresentavam vários graus de instabilidade hemodinâmica. Os pacientes foram tratados e estabilizados hemodinamicamente de acordo com os sinais vitais, como frequência cardíaca, pressão arterial e pressão venosa central.

Os parâmetros hemodinâmicos no nosso estudo também diferem do estudo efectuado por **Rady et al.**[28] , uma vez que o seu estudo incluiu doentes em estado crítico com uma vasta gama de variações nos seus parâmetros hemodinâmicos.

Hipoperfusão oculta na admissão à UCI - utilização combinada da saturação venosa central de oxigénio e do lactato arterial

Todos os doentes foram admitidos no pós-operatório na unidade de cuidados intensivos de cirurgia cardíaca. As primeiras amostras de sangue pós-operatórias para a medição da saturação venosa central de oxigénio (ScvO2) e do lactato foram obtidas à chegada à unidade de cuidados intensivos de cirurgia cardíaca. A saturação venosa central de oxigénio (ScvO2) e o lactato sanguíneo adicionais foram colhidos 24 horas após a admissão na UCI.

A hipoperfusão oculta foi definida como GTH moderado a grave com pressão arterial média (PAM) >65 mmHg, pressão venosa central >8 mmHg e UO >0,5 ml/kg/h. O GTH moderado foi definido como ScvO2 < 70% e lactato 2 a 4 mmol/L. O GTH grave foi definido como ScvO2<70% e lactato>4 mmol/L.

O lactato médio à chegada à UCI de cirurgia cardíaca e 24 horas após a admissão na UCI de cirurgia cardíaca foi de 2,42±1,42 mmol/l e 1,68±1,79 mmol/l, respetivamente [Tabela 5].

A saturação venosa central média de oxigénio (ScvO2) à chegada à UCI de Cirurgia Cardíaca e 24 horas depois foi de 68,55±4,76 e 71,23±2,   70%, respetivamente [Quadro 5].

Incidência de hipoperfusão oculta à chegada à UCI de Cirurgia Cardíaca

Trinta e sete (ou seja, 37%) pacientes apresentaram hipoperfusão oculta na chegada à UTI cardiocirúrgica [Tabela 4]. Destes trinta e sete pacientes, o GTH grave foi observado em quinze pacientes e o GTH moderado em vinte e dois pacientes [Tabela 19]. A repetição da coleta de amostras para dosagem de lactato arterial e ScvO2 nesses pacientes às 24 horas após a admissão na UTI Cardiocirúrgica revelou que 14 pacientes persistiam com hipoperfusão oculta às 24 horas [Tabela 21].

A incidência de hipoperfusão oculta no nosso grupo de estudo é comparável ao estudo realizado por **Hu et al.**[9] que observaram uma incidência de 32% no seu estudo.

Em um estudo realizado por **Ran Xu et al.**[8] 14,1% dos pacientes apresentaram hipoperfusão oculta (com ScvO2 < 70%, lactato arterial > 2 mmol/L), 29,9% dos casos apresentaram ScvO2 baixa isolada (< 70%) e 24% dos pacientes apresentaram lactato alto isolado (> 2 mmol/L). A possível explicação para a baixa incidência de hipoperfusão oculta em seu estudo, quando comparado ao nosso, foi o menor tempo de CEC e de pinçamento aórtico em seus pacientes.

Fração de ejeção pré-operatória (EF %):

A FE média dos doentes no nosso grupo de estudo foi de 56,96±6,82%. A FE dos pacientes com e sem hipoperfusão oculta na admissão na UTI foi de 53,62±5,77 e 58,92±6,67%, respetivamente, e a diferença foi estatisticamente significativa (p<0,001) [Tabela 18]. Os pacientes com TFG grave apresentaram FE significativamente menor em comparação com aqueles com TFG moderado (50,60±4,22 versus 55,68±5,85, p= 0,007) [Tabela 20].

A FE no nosso estudo difere do estudo realizado por **Hu et al.**[9] , que não encontrou qualquer diferença significativa na FE entre os doentes com e sem hipoperfusão oculta. Os doentes do seu estudo tinham fracções de ejeção relativamente baixas, muitos deles podem ter tido algum grau de insuficiência cardíaca, contribuindo para a elevada incidência de hipoperfusão oculta nos seus doentes.

Gattinoni et al.[39] referiram que os doentes que atingiram os objectivos hemodinâmicos (índice cardíaco supranormal e saturação venosa mista de oxigénio normal) no grupo do protocolo eram mais jovens e tinham uma melhor função cardiovascular, o que se reflecte numa melhor fração de ejeção perioperatória.

Tempo de Circulação Extracorpórea (CEC) e Tempo de Pinçamento da Aorta:

O tempo médio de CEC foi de 90,28±26,70 min. Pacientes com hipoperfusão oculta na chegada à UTI Cardiocirúrgica tiveram tempo de CEC significativamente maior do que aqueles sem hipoperfusão oculta (102,11,62±5,77 v 83,33±25,99 min, p<0,001) [Tabela 18]. O tempo de CEC nos pacientes com GTH grave e moderado foi de 113,53±28,81min e 94,32±16,35min, respetivamente (p=0,03). Os pacientes que desenvolveram complicação pós-operatória tiveram tempo de CEC significativamente maior em comparação com aqueles sem complicações pós-operatórias (99,85±28,93 min versus 85,35±24,27 min, p=0,009) [Tabela 20].

O tempo médio de pinçamento da aorta foi de 69,57±27,10min. O tempo de pinçamento foi significativamente maior nos pacientes com hipoperfusão oculta do que naqueles sem hipoperfusão oculta (85,95 ±23,06 versus 59,87±24,66 min, p<0,001) [Tabela 18]. O tempo de pinçamento aórtico entre os pacientes com GTH grave e GTH moderado foi de 96,67±26,043 e 78,64±17,940 min, respetivamente, e a diferença foi estatisticamente significativa (p=0,017) [Tabela 20]. Os pacientes com complicações tiveram um tempo de pinçamento cruzado significativamente maior (79,21±29,314v 64,53±24,657min, p=0,010) [tabela 24].

O tempo de CEC e o tempo de pinçamento cruzado em nosso estudo estão de acordo com os do estudo realizado por **Hu et al.**[9] . Eles também descobriram que os pacientes com GTH grave tinham tempo de CEC e tempo de pinçamento cruzado significativamente mais longos.

O tempo de CEC e o tempo de pinçamento cruzado são maiores no nosso estudo em comparação com o estudo realizado por **Ran Xu et al.**[8] , o que pode ser uma razão pela qual a incidência de hipoperfusão oculta é maior na nossa população de estudo.

Nosso estudo está de acordo com o estudo realizado por **Ranucci et al.**[13] , que verificaram que o tempo de CEC foi independentemente associado a desfechos.

Perda de sangue intra-operatória

A perda média de sangue no nosso grupo de estudo foi de 969,45±238,45 ml. Não houve diferença significativa na perda de sangue entre os pacientes com e sem hipoperfusão oculta na admissão na UTI (1001,22±215,70 v 950,79±250,63, p=0,309) [Tabela 18]. Os pacientes com GTH grave e moderado não diferiram significativamente em termos de perda sanguínea (1012,04±196,96 v 985,33±246,90, p=0,717) [Tabela 20]. A perda de sangue entre os pacientes com e sem complicações foi de 1024,85±234,35 e 940,90±237,24 ml, respetivamente, e não foi estatisticamente significativa (P= 0,096) [Tabela 24].

A perda de sangue em nosso estudo é comparável ao estudo conduzido por **Hu et al.**[9] Eles também não encontraram nenhuma diferença estatisticamente significativa na perda de sangue entre pacientes com GTH grave e sem GTH. Além disso, em seu estudo, não houve diferença estatisticamente significativa na perda de sangue entre os pacientes com e sem complicações pós-operatórias. Afirmaram que a perda de sangue em si era um forte preditor de resultados negativos, porque afecta o equilíbrio entre o fornecimento de oxigénio e a oferta de oxigénio.

Escore de disfunção de múltiplos órgãos (MODS):

O MODS médio no Dia 1, no Dia 2 e no Dia 7 foi de 3,22±1,44, 1,31±1,20 e 0,25±0,62, respetivamente.

Os doentes com hipoperfusão oculta na admissão na UCI apresentaram um MODS significativamente mais elevado em comparação com os doentes sem hipoperfusão oculta no Dia

1(4,03±1,443 v 2,75±1,218,   p<0,001), Dia2 (2,16±1,280 v 0,81±0,820, p<0,001) e no Dia 7 (0,49 ±,837 v 0,11 ±0,406, p=0,003) [Tabela 18].

Entre os pacientes com GTH grave e moderado, não houve diferença estatisticamente significativa no MODS no Dia 1 (4,27±1,907 v 3,86±1,037, p=0,464), enquanto houve diferença estatisticamente significativa no Dia 2 (2,93±1,387 v 1,64±,902, p=0,001) e no Dia 7 (1,07±1,033 v 0,09±,294, p=0,003) [Tabela 20].

Também os doentes que persistiram com hipoperfusão oculta às 24 horas apresentaram MODS significativamente mais elevado no Dia 1 (4,86±1,099 v3,52±1,410, p<0,001) em comparação com aqueles em que a hipoperfusão oculta diminuiu até às 24 horas. Não houve diferença significativa no MODS no Dia 2 (2,5±0,76 v 1,95±1,492, p=0,215) e no Dia 7 (642±0,744 v 0,391±,22, p=0,383) entre os pacientes que persistiram com hipoperfusão oculta às 24 horas e aqueles em que ela diminuiu [Tabela 22].

Os nossos resultados estão de acordo com os de **Hu et al.**[9] , que observaram que os doentes com GTH grave apresentavam MODS significativamente mais elevado no Dia 2 em comparação com os doentes sem GTH.

Duração da ventilação mecânica

A duração média da ventilação mecânica foi de 20,97±18,03 horas. Os pacientes com hipoperfusão oculta tiveram um tempo de ventilação significativamente maior em comparação com aqueles sem hipoperfusão oculta (35,08 ± 19,664 versus 12,68 ± 10,317, p<0,001) [Tabela 18].

O tempo no ventilador foi numericamente maior entre os pacientes com GTH grave em comparação com aqueles com GTH moderado, mas não se mostrou estatisticamente significativo (36,13±20,563 v 34,36±19,485 horas, p=0,792) [Tabela 20].

Os doentes que persistiram com hipoperfusão oculta às 24 horas tiveram um tempo de ventilação significativamente mais longo do que aqueles em que a hipoperfusão diminuiu até às 24 horas (50,29±17,094 versus 25,83±14,947, p<0,001) [Tabela 22].

Os pacientes que desenvolveram complicações tiveram um tempo de ventilação significativamente maior em comparação com aqueles sem complicações (35,32±20,667 versus 13,58±10,746, p<0,001) [Tabela 24].

Estudo realizado por **Hu et al.**[9] relatou que os pacientes com hipoperfusão oculta tiveram um tempo de ventilação mais longo em comparação com aqueles sem hipoperfusão oculta. Além disso, os pacientes com GTH grave tiveram uma ventilação mecânica numericamente mais longa em comparação com aqueles sem GTH. No entanto, este facto não foi estatisticamente significativo no seu estudo.

Os nossos resultados são comparáveis aos de **Ran Xu et al.**[8] , que referiram que, após a implementação da via de tratamento da OH em 53 doentes, a duração da ventilação mecânica foi significativamente mais curta em 33 doentes nos quais o lactato repetido estava no objetivo (<2mmol/L), em comparação com os que não estavam no objetivo.

Nosso estudo é comparável ao estudo realizado por **Ranucci et al.**[13] que relatou que pacientes com hiperlactatemia tiveram um tempo de ventilação significativamente maior.

Tempo de permanência na UTI (LOS):

O tempo médio de permanência na UTI foi de 58,11±35,63 horas. Os doentes com hipoperfusão oculta tiveram um tempo de permanência na UCI significativamente mais longo do que os doentes sem hipoperfusão oculta (88,00 ± 36,535 versus 40,56 ± 20,163, p<0,001) [Tabela 18]. O tempo de permanência na UTI foi numericamente maior em pacientes com GTH grave em comparação com aqueles com GTH moderado, mas não se mostrou estatisticamente significativo (96,93 ± 48,928 versus 81,91 ± 24,423, p=0,285) [Tabela 20]. Foi significativamente maior entre os pacientes que persistiram com hipoperfusão oculta em 24 horas em comparação com aqueles em que a hipoperfusão oculta diminuiu (106,00±31,77 v77,04±35,428, p=0,017) [Tabela 22]. Os pacientes com complicações tiveram maior tempo de permanência na UTI em comparação com aqueles sem complicações (14,59±3,831 v 10,06±2,436hr, p<0,001) [Tabela 24].

Nossos resultados são comparáveis aos do estudo conduzido por **Hu et al.**[9] , que relataram que o GTH moderado a grave teve maior tempo de permanência na UTI.

Ran Xu et al.[8] referiram que, após a implementação da via de tratamento da OH em doentes com OH, os doentes que atingiram o objetivo de lactato < 2 mmol/L após a reanimação tiveram estadias mais curtas na UCI.

Ranucci et al.[13] em seu estudo relataram que os pacientes com hiperlactatemia durante a CEC tiveram a permanência na UTI significativamente prolongada.

O nosso estudo está de acordo com o estudo efectuado por **Filippo et al.**[34] . Estes realizaram uma monitorização contínua da ScvO2 em doentes politraumatizados para avaliar o seu papel prognóstico e concluíram que a ScvO2 >65% nas primeiras 24 horas estava associada a um menor tempo de permanência na UCI.

Tempo de permanência no hospital (LOS):

O tempo médio de internamento foi de 11,6±3,66 dias. O tempo de permanência hospitalar foi significativamente maior nos pacientes com hipoperfusão oculta em comparação com aqueles sem hipoperfusão oculta na chegada à UTI (14,35±3,85 versus 9,98±2,379, p <0,001). O tempo de internação hospitalar entre os pacientes com GTH grave e moderado foi de 16,33±4,746 e 13,00±2,390 dias, respetivamente, e a diferença foi estatisticamente significativa (p=0,021) [Tabela 20]. Para além disso, os doentes que persistiram com hipoperfusão oculta às 24 horas tiveram um tempo de hospitalização significativamente mais longo do que aqueles em que esta diminuiu (16,00±3,530v 13,35±3,761, p=0,04) [Tabela 22]. Os doentes com complicações tiveram um tempo de internamento significativamente mais longo do que os doentes sem complicações (14,59±3,831 versus 10,06±2,436, p<0,001) [Tabela 24].

Hu et al.[9] também relataram que os pacientes com GTH moderado a grave tiveram uma permanência hospitalar mais longa em comparação com aqueles sem GTH. Em seu estudo, os pacientes que desenvolveram complicações pós-operatórias tiveram um tempo de permanência hospitalar significativamente maior.

Polonen et al.[6] utilizaram um protocolo orientado por objectivos para manter o objetivo de SvO2> 70% e lactato < 2 mmol/L com expansão de volume e dobutamina em doentes pós-cirurgia cardíaca. A mediana do tempo de internamento foi significativamente mais curta e a morbilidade foi menos frequente no grupo do protocolo em comparação com o grupo de controlo.

Noutro estudo realizado por Pearse et al.[15] com o objetivo de estudar o impacto da terapia dirigida por objectivos (GDT) após uma cirurgia de grande porte, revelou que o tempo de internamento hospitalar foi significativamente reduzido no grupo GDT.

Donati et al.[38] no seu ensaio demonstraram que o tratamento precoce orientado para a manutenção de uma taxa de extração de oxigénio (derivada da ScvO2) < 27% reduziu as falhas de órgãos e o tempo de internamento em doentes de cirurgia abdominal de alto risco.

Mais recentemente, um estudo publicado por Ran Xu et al.[8] sugeriu que o tratamento precoce da hipoperfusão oculta após cirurgia cardíaca com CEC reduz o tempo de internação hospitalar.

Do mesmo modo, Filippo et al.[34], no seu estudo de doentes com traumatismo crânio-encefálico após traumatismo grave, monitorizaram continuamente a ScvO2 e observaram que uma ScvO2 <65% nas primeiras 24 horas estava associada a um maior tempo de internamento hospitalar.

Complicações pós-operatórias:

Foram registadas 65 complicações pós-operatórias em 34 doentes. O número de complicações por doente entre os doentes com e sem hipoperfusão oculta na admissão na UCI foi de 1,054±1,053 e 0,412±,795, respetivamente, e foi estatisticamente significativo (p<0,001). Os doentes com GTH grave tiveram significativamente mais complicações por doente em comparação com os doentes com GTH moderado (1,533±0,99 versus 0,727±0,984, p=0,019). Os doentes que persistiram com hipoperfusão oculta até às 24 horas tiveram um número significativamente maior de complicações por doente em comparação com aqueles em que a hipoperfusão diminuiu às 24 horas (1,69±0,92 v 0,695±0,974, p=0,006).

Os pacientes com complicações tiveram um tempo de internação significativamente maior (20 versus 11 dias, p < 0,001) e tempo de internação na UTI (164 versus 45 horas, p = 0,03). Esses pacientes também apresentaram ScvO2 numericamente mais baixa (63,9% v 69,1%, p = 0,08) na chegada à UTI, valores mais altos de lactato 24 horas após a cirurgia (1,6 v 1,1, p = 0,05), e tiveram tempos mais longos de ventilação mecânica (97,7 v 11,5 horas, p = 0,11), embora nenhum tenha se mostrado estatisticamente significativo [Tabela 24].

Hu et al.[9] no seu estudo referiram que os doentes com complicações tinham um tempo de permanência no hospital e na UCI significativamente mais longo. Esses pacientes também apresentaram ScvO2 numericamente mais baixa na chegada à UTI, valores mais altos de lactato 24 horas após a cirurgia e tiveram mais tempo de ventilação mecânica.

Isso também é consistente com o estudo de **Ran Xu et al.**[8] , que constatou que os pacientes com complicações tiveram um tempo de permanência no hospital e na UTI significativamente mais longo. No seu estudo, os doentes com complicações também apresentavam uma ScvO2 numericamente mais baixa à chegada à UCI, valores de lactato mais elevados 24 horas após a cirurgia e tinham tempos de ventilação mecânica mais longos, embora nenhum deles se tenha revelado estatisticamente significativo no seu estudo.

Estes resultados também são consistentes com o estudo efectuado por **Pearse et al.**[15] num estudo de pacientes de cirurgia geral de alto risco; eles descobriram que os valores anormalmente baixos de
A ScvO2 no período perioperatório foi associada ao aumento da incidência de complicações pós-operatórias. Verificaram que o número de complicações foi significativamente inferior no grupo GDT em comparação com o grupo de controlo.

O Collaborative Study Group on Perioperative ScvO2 Monitoring[32] constatou que a ScvO2 foi reduzida em vários momentos durante o período perioperatório em pacientes que desenvolveram complicações.

Ranucci et al.[37] relataram que o índice combinado de ScvO2 < 68% e lactato > 3 mmol/L no intra-operatório previu morbidade maior após cirurgia cardíaca em pacientes pediátricos, com um valor preditivo positivo de 89%.

O nosso estudo apresenta várias limitações potenciais que devem ser comentadas. Primeiro, a população de pacientes em nosso estudo não era homogênea. Incluímos pacientes com diferentes cirurgias cardíacas com tempo cirúrgico variável. Em segundo lugar, não incluímos dados sobre fluidos, produtos sanguíneos e natureza ou quantidade de fármacos vasoactivos utilizados nas primeiras 24 horas após a cirurgia. Em terceiro lugar, os factores que não foram controlados incluíram a variabilidade nas práticas dos cirurgiões cardíacos e dos intensivistas.

A nossa observação apenas gera a hipótese de que o lactato e a ScvO2 em combinação podem ser utilizados para detetar a hipoperfusão oculta e a ocorrência de hipoperfusão oculta está associada a um mau resultado em termos de ventilação mecânica, tempo de permanência na UCI, tempo de permanência no hospital e número de complicações. Devem ser envidados esforços para diminuir a incidência de hipoperfusão oculta, o que pode ter benefícios em termos de resultados e de utilização de recursos hospitalares.

No entanto, são necessários mais estudos para avaliar a utilidade da ScvO2 e do lactato para orientar a otimização hemodinâmica e o seu impacto na morbilidade e mortalidade após cirurgia cardíaca.

Resumo

Embora as taxas de morbidade e mortalidade após cirurgia cardiovascular sejam muito menores quando comparadas aos pacientes sépticos, restam cerca de 10% daqueles que desenvolvem complicações após a cirurgia cardíaca e, portanto, têm um curso prolongado na UTI e utilizam um número maior de recursos de saúde.

Utilizando a ScvO2 e o lactato em combinação, o médico pode ser mais capaz de discernir se um lactato elevado se deve a problemas de hipoperfusão utilizando o valor da ScvO2. As evidências mostram uma forte relação entre o grau e a duração da hipoperfusão e o desenvolvimento de falência de órgãos e morte.

A saturação venosa central de oxigénio (ScvO2) obtida a partir da veia cava superior, um substituto bem estabelecido da saturação venosa mista de oxigénio (SvO2), reflecte o equilíbrio entre a oferta e a procura de oxigénio. Estudos anteriores demonstraram que a diferença entre a ScvO2 e a SvO2 é consistentemente de cerca de 5% numa vasta gama de condições cardiorrespiratórias, tanto em animais como em seres humanos. No entanto, a utilidade da ScvO2 em vez da SvO2 continua a ser debatida; foi demonstrado que a ScvO2 se correlaciona clinicamente com a SvO2 medida concomitantemente; além disso, possui o atributo atrativo de não exigir a colocação de um cateter PA mais invasivo. Os níveis de lactato no sangue aumentam quando há uma inadequação persistente do oxigénio fornecido para manter a oxigenação normal dos tecidos. Todos estes três parâmetros demonstraram uma relação com os resultados em doentes sépticos, de alto risco, de cirurgia geral e de cirurgia cardiovascular.

Realizámos este estudo com o objetivo de avaliar a associação entre a combinação da saturação venosa central de oxigénio (ScvO2) e o lactato arterial no pós-operatório com os resultados após cirurgia cardíaca.

O estudo incluiu 100 pacientes submetidos a diferentes cirurgias cardíacas com circulação extracorpórea.

Foram feitas as seguintes observações:

1. Trinta e sete pacientes apresentaram hipoperfusão oculta na admissão na UTI.
2. Os pacientes com hipoperfusão oculta na admissão na UTI tiveram um tempo de internação na UTI, tempo de internação no hospital e tempo de ventilação significativamente maiores (p<0,001). O tempo de CEC e o tempo de pinçamento cruzado diferiram significativamente entre os pacientes com e sem hipoperfusão oculta na admissão na UTI (p<0,001). O MODS nos dias 1, 2 e 7 foi significativamente maior nos pacientes com hipoperfusão oculta.
3. 22 pacientes tinham GTH moderado e 15 pacientes tinham GTH grave na admissão na UTI.
4. Os pacientes com GTH grave tiveram MODS significativamente mais alto no Dia 2 e no Dia 7, tiveram um tempo de hospitalização significativamente mais longo, tempo de CEC, tempo de pinçamento cruzado, um número significativamente maior de complicações por paciente (p<0,05). Houve diferença significativa na FE (%) entre pacientes com GTH moderado e grave (p<0,05). Os pacientes com GTH grave tiveram numericamente mais tempo no ventilador, maior tempo de permanência na UTI, maior MODS no Dia 1, mais perda de sangue, mas nenhum deles foi estatisticamente significativo (p>0,05).
5. Dos 37 pacientes que apresentavam OH na admissão na UTI, 14 pacientes persistiam com OH às 24 horas.
6. Os doentes com OH persistente às 24 horas tiveram um mau resultado em

termos de tempo de ventilação, tempo de permanência na UCI, tempo de permanência no hospital e número de complicações por doente (p<0,05).

7. Trinta e quatro pacientes apresentaram complicações pós-operatórias. Os pacientes com complicações pós-operatórias apresentaram tempo de internação hospitalar, tempo de permanência na UTI e tempo de ventilação significativamente maiores (p<0,001). Houve diferença significativa no tempo de CEC e no tempo de pinçamento cruzado entre os pacientes com e sem complicações (p<0,05). O lactato na admissão à UTI e às 24 horas foi significativamente maior e a ScvO2 na admissão à UTI e às 24 horas foi significativamente menor nos pacientes com complicações pós-operatórias (p<0,001).

Conclusões

O nosso estudo permitiu tirar as seguintes conclusões:

1. A incidência de hipoperfusão oculta após cirurgia cardíaca foi notavelmente alta (37%), e o uso da ScvO2 e do lactato facilitou a rápida identificação desses pacientes.

2. Os doentes que desenvolveram hipoperfusão oculta tiveram um tempo de internamento hospitalar e de permanência na UCI significativamente mais prolongado, um tempo de ventilação mecânica mais longo e tiveram mais complicações.

3. Os pacientes que desenvolvem complicações após a cirurgia cardíaca e, portanto, são submetidos a um curso prolongado na UTI e utilizam um número maior de recursos de saúde.

4. Um número significativo de doentes persistiu com hipoperfusão oculta às 24 horas (n=14). Estes doentes tiveram um mau resultado em termos de tempo de permanência na UCI, tempo de permanência no hospital e tempo de ventilação, enfatizando a necessidade de implementar protocolos que visem a normalização do Lactato (<2mmols/L) e da ScvO2 (>70%).

O nosso estudo apoia a utilização da ScvO2 e do lactato em combinação para identificar doentes com hipoperfusão não detectada pelos meios de monitorização padrão e potencialmente prevenir o grau de hipoperfusão e o desenvolvimento de falência orgânica.

Bibliografia

Jacob AK, Kopp SL, Bacon DR, Smith HM. A história da anestesia. em: Barash P, Cullen B, Stoelting R.(eds) Clinical anesthesia. 6th Edition, Philadelphia: Lippincott Williams & Wilkins; 2009. p21.

Gibbs NM, Larach DR. Anesthetic Management During Cardiopulmonary Bypass in: Hensley FA, Martin DE, Gravlee GP.(eds) Practical Approach to Cardiac Anesthesia, 4th Edition. Philadelphia: Lippincott Williams & Wilkins; 2008. p199-200.

Nussmeier NA, Hauser MC, Sarwar MF, Grigore AM, Searles BE. Anestesia para procedimentos cirúrgicos cardíacos. in: Miller RD.(ed) Miller's anesthesia. 7th edition. Philadelphia: Churchill Livingstone/Elsevier; 2009. p1911-12.

Stammers AH, Brindsi N, Kurusz M, High KM. Circuitos de Bypass Cardiopulmonar: Design and use in: Hensley FA, Martin DE, Gravlee GP.(eds) Practical Approach to Cardiac Anesthesia, 4th Edition. Philadelphia: Lippincott Williams & Wilkins; 2008. p563-64.

Higgins TL, Yared JP, Ryan T. Cuidados pós-operatórios imediatos de pacientes de cirurgia cardíaca. J Cardiothorac Vasc Anesth 1996;10:643-58.

Polonen P, Ruokonen E, Hippelinen M, Poyhonen M, Takala J. A prospective, randomized Study of Goal-Oriented Hemodynamic Therapy in Cardiac Surgical Patients. Anesth Analg 2000;90:1052-9

Meregalli A, Oliveira RP, Friedman G. Hipoperfusão oculta está associada a aumento de mortalidade em pacientes cirúrgicos de alto risco, hemodinamicamente estáveis. Critical Care 2004;8:R60-R65 (DOI 10.1186/cc2423).

Xu R, Laine GA, Hu BY, Solis RT, Bracey AW, Wilson JM, Miclat AR, Baimbridge S, Reul GJ. Resultados associados a uma via de triagem e tratamento para hipoperfusão oculta após cirurgia cardíaca. Jornal Mundial de Cirurgia Cardiovascular 2013;3:34-41.

Hu BY, Laine GA, Wang S, Solis RT. Saturação Combinada de Oxigénio Venoso Central e Lactato como Marcadores de Hipoperfusão Oculta e Resultado Após Cirurgia Cardíaca. Journal of Cardiothoracic and Vascular Anesthesia 2012;26: pp 52-57.

Blomkalns A.L. Lactate-A Marker For Sepsis and Trauma. www. emcreg. org :43-49.

Huckabee WE. Lactato sanguíneo anormal em repouso. I. O significado da hiperlactatemia em pacientes hospitalizados. Am J Med 1961;30:840-848.

Demers P, Elkouri S, Martineau R, Couturier A, Cartier R: Resultados com níveis elevados de lactato no sangue durante o bypass cardiopulmonar em cirurgia cardíaca de adultos. *Ann Thorac Surg* 2000;70:2082-2086.

Ranucci M, De Toffol B, Isgro G, Romitti F, Conti D, Vicentini M. Hiperlactatemia durante a circulação extracorpórea: Determinantes e impacto no resultado pós-operatório. Critical Care 2006;10:R167 (doi:10.1186 /cc5113).

Marino PL. The ICU Book. 4th edition, Philadelphia: Lippincott Williams & Wilkins; 2014, p183-4.

Pearse R, Dawson D, Fawcett J, Rhodes A, Grounds RM, Bennett ED .Changes in central venous saturation after major surgery, and association with outcome.Critical Care 2005;9:R694-R699 (DOI 10.1186/cc3888).

Scalea TM, Holman M, Fuortes M, Baron BJ, Phillips TF, Goldstein AS, Sclafani SJ, Shaftan GW. Central venous blood oxygen saturation: an early, accurate measurement of volume during hemorrhage. *J Trauma* 1988;28:725-732.

Scalea TM, Hartnett RW, Duncan AO, Atweh NA, Phillips TF, Sclafani SJ, Fuortes M, Shaftan GW. Saturação venosa central de oxigénio: uma ferramenta clínica útil em doentes traumatizados. *J Trauma* 1990;30:1539-1543.

Rady MY, Rivers EP, Martin GB, Smithline H, Appelton T, Nowak RM. Oximetria venosa central contínua e índice de choque no departamento de emergência: utilização na avaliação do choque clínico. *Am J Emerg Med* 1992;10:538-541.

Hutter AM Jnr, Moss AJ. Saturações venosas centrais de oxigénio. Valor das determinações em série em doentes com enfarte agudo do miocárdio. *JAMA* 1970;212:299-303.

Ander DS, Jaggi M, Rivers E, Rady MY, Levine TB, Levine AB, Masura J, Gryzbowski M. Undetected cardiogenic shock in patients with congestive heart failure presenting to the emergency department. *Am J Cardiol* 1998;82:888-891.

Jenstrup M, Ejlersen E, Mogensen T, Secher NH.A saturação venosa central máxima de oxigénio (SvO2max) para o doente cirúrgico. *Ata Anaesthesiol Scand Suppl* 1995;107:29-32.

Rivers EP, Ander DS, Powell D. Monitorização da saturação venosa central de oxigénio em doentes críticos. *Current opinion in critical care.*2001;7(3):p204-211.

Bakker J, Coffernils M, Leon M, Gris P e Vincent JL. Os níveis de lactato no sangue são superiores às variáveis derivadas do oxigénio na previsão do resultado no choque sético humano. Chest 1991;99:956-62.

Shoemaker WC, Appel PL e Kram H. Role of oxygen debt in the development of organ failure, sepsis and death in high-risk surgical patients. *Chest* 1992;102:208-15.

Routsi C, Vincent JL, Bakker J, De Backer D. Relação entre o consumo de oxigénio e o fornecimento de oxigénio em doentes após cirurgia cardíaca. *Anesth Analg* 1993;77:1104-10.

Niinikoski J, Kuttila K. Adequação da oxigenação dos tecidos em cirurgia cardíaca: medições regionais. *Crit care med* 1993;21(2suppl):S77-83.

Kollef MH, Wragge T and Pasque C. Determinants of mortality and multiorgan dysfunction in cardiac surgery patients requiring prolonged mechanical ventilation. *Chest* 1995;107:1395-1401.

Rady MY, Rivers EP e Nowak RM. Resuscitation of the critically ill in the ED: Respostas da pressão arterial, frequência cardíaca, índice de choque, saturação venosa central de oxigénio e lactato. American Journal of emergency medicine 1996;14(2):218-25.

Grant RFC, Deborah W e Jane BC. Acidose láctica tipo B após bypass cardiopulmonar. Crit Care Med 1997;25:46-51.

Maillet JM, Le Besnerais P, Cantoni M, Nataf P, Ruffenach A, Lessana A Brodaty D. Frequency, risk factors, and outcome of hyperlactatemia after cardiac surgery. *Chest* 2003;123:1361-1366.

Dueck MH, Klimek M, Appenrodt S, Weigand C, Boerner U. As tendências mas não os valores individuais da saturação venosa central de oxigénio concordam com a saturação venosa mista de oxigénio durante condições hemodinâmicas variáveis. Anestesiologia 2005;103:249-57

Bracht H, Eignmann V, Haenggi M, Makinen K, Miettinen P, Leppikangas H, Nunes S. Estudo multicêntrico sobre a saturação de oxigénio venoso central peri e pós-operatória em doentes cirúrgicos de alto risco. Critical Care 2006;10:R158.

Van-Beest PA, Hofstra JJ, Schultz MJ, Boerma EC, Spronk PE e Kuiper MA. The incidence of low venous oxygen saturation on admission to the intensive care unit: a multi-center observational study in The Netherlands. Critical Care 2008;12:R33.

Di Filippo A, Gonnelli C, Perretta L, Zagli G, Spina R, Chiostri M, Gensini FG e Perisl A. Low central venous saturation predicts poor outcome in patients with brain injury after major trauma: Um estudo observacional prospetivo. Scandinavian Journal of Trauma, Resuscitation and Emergency Medicine 2009;17:23 doi:10.1186/1757-7241-17-23.

Nanda SK e Suresh DR. Plasma lactate as prognostic marker of septic shock with acute respiratory distress syndrome (Lactato plasmático como marcador de prognóstico de choque sético com síndrome de dificuldade respiratória aguda). Indian Journal of Clinical Biochemistry 2009;24(4): p 433-435.

Jones AE, Shapiro NI, Trzeciak S, Arnold RC, Claremont HA, Kline J. Lactate clearance vs central venous oxygen saturation as goals of early sepsis therapy: A Randomized Clinical Trial. JAMA 2010;303(8):p 739746

Ranucci M, Isgrd G, Carlucci C, Torre T, Enginoli S, Frigiola A. Saturação venosa central de oxigénio e níveis de lactato no sangue durante A presença de um aumento do número de pacientes em circulação extracorpórea está associada ao desfecho da cirurgia cardíaca pediátrica. Critical Care 2010;14:R149.

Donati A, Loggi S, Preiser JC. A terapia intra-operatória dirigida por objectivos reduz a morbilidade e a duração do internamento hospitalar em doentes cirúrgicos de alto risco. Chest 2007;132(6): p 1817-1824.

Gattinoni L, Brazzi L, Pelosi P. A trial of goal-oriented hemodynamic therapy in critically ill patients. N Engl J Med 1995;333:1025-32.

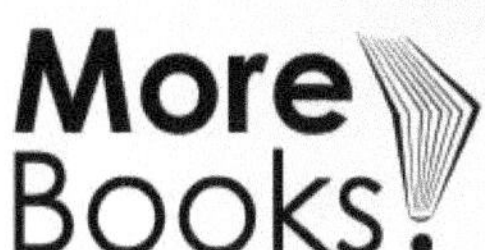

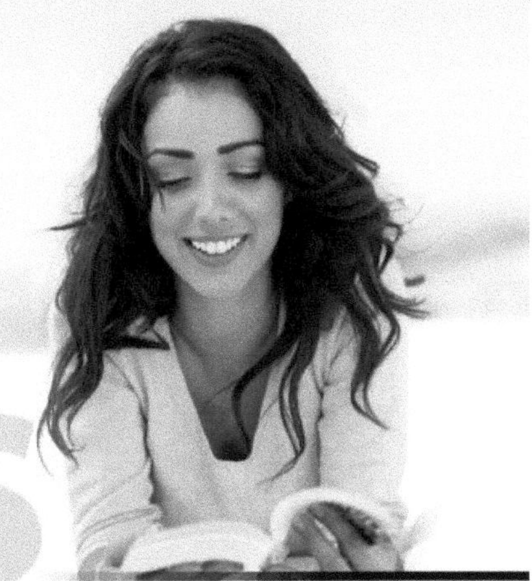

Buy your books fast and straightforward online - at one of world's fastest growing online book stores! Environmentally sound due to Print-on-Demand technologies.

Buy your books online at
www.morebooks.shop

Compre os seus livros mais rápido e diretamente na internet, em uma das livrarias on-line com o maior crescimento no mundo! Produção que protege o meio ambiente através das tecnologias de impressão sob demanda.

Compre os seus livros on-line em
www.morebooks.shop

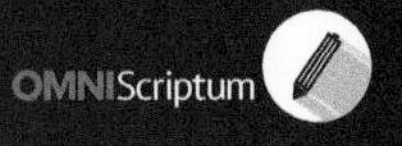

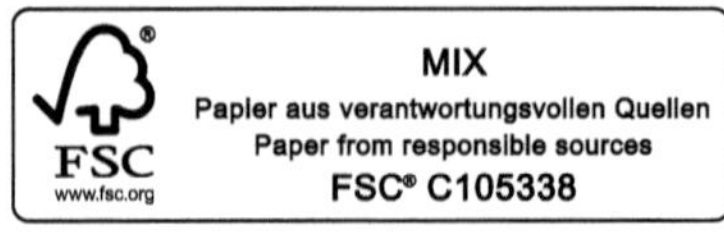

Printed by Books on Demand GmbH, Norderstedt / Germany